Un cancer, et alors ?

Collection dirigée par
Maïté Jacquet

Éditions du Rocher
28, rue Comte Félix Gastaldi
BP 521 - 98015 Monaco

www.editionsdurocher.fr

ISBN : 978-2-268-07645-4

Caroline Cotinaud

Un cancer, et alors ?

Ou comment garder (quand même)
son moral, son énergie et son sourire

éditions du
ROCHER

À Jean, Estelle et Max,
dont les amours me guérissent tous les jours.

Au docteur Krishna Clough qui m'a guéri
et à Emma qui est guérie.

Avant

La provision d'énergie

1

La gagne, la pêche, la frite, la patate

Ce qu'il y a de chouette avec le cancer, c'est qu'il terrifie tout le monde. Du coup, quand on l'attrape, au moins on n'est pas déçu ! Il ne faut cependant ni dramatiser ni généraliser, et comme dirait notre Johnny national : « Il est temps de remettre les pendules à leur place ! ».

Pour ne pas céder à la panique, il n'existe qu'une méthode : se positionner d'emblée et farouchement dans le camp de celles qui s'en sortent et Dieu sait qu'elles sont de plus en plus nombreuses ! Au fond, un cancer est-il pire qu'un Alzheimer, une mucoviscidose ou un accident vasculaire cérébral ? Juste différent et peut-être un peu plus sournois dans sa façon de se développer en douce. N'empêche que le jour où il déboule dans nos vies, c'est peu dire que tout bascule et que nous quittons brutalement le doux monde de la légèreté et des petits plaisirs à deux balles pour plonger sans tuba dans celui des peurs ventrales, de la fatigue écrasante, des murs que l'on rase, tant on se trouve moche avec ses bonnets cache-crânes enfoncés jusqu'aux yeux et ses pauvres cellules en apnée qui donnent si mauvaise mine.

Ainsi donc, pauvre petite chérie, vous venez d'apprendre que vous avez une tumeur.

Oui, je sais, le choc est effroyable et une sorte de fin du monde s'est jouée en quelques secondes, dans les fracas, les éclairs et les hurlements intérieurs. C'est, en tout cas, ce que j'ai personnellement ressenti lorsque j'ai appris mon cancer du sein et je suppose que le thriller a été à peu près identique pour vous. Maintenant, vous vous trouvez au pied d'une montagne d'incertitudes, d'ignorance et de questions qui vous affolent à propos des examens que l'on va pratiquer, de ce que vous ressentirez pendant les traitements, de l'état dans lequel vous serez pendant, puis après, de vos chances de vous en sortir, et si oui, dans quel état… Questions sans réponses car la plupart du temps, vous n'osez pas les poser à l'équipe médicale qui vous a prise en charge.

Comme vous, il m'est apparu que je n'avais pas la moindre idée de ce qu'il allait m'arriver dans les mois à venir et, bien entendu j'ai imaginé le pire. De fil en aiguille j'ai pensé à vous toutes qui vivez cette même situation et vous sentez aussi démunies que je pouvais l'être. Du coup, j'ai eu envie de partager chaque épisode de « l'aventure » sans tricher, ni banaliser, ni dramatiser non plus, afin d'apporter de vraies réponses à toutes celles qui, aujourd'hui, demain, plus tard, voudront savoir « comment ça fait d'avoir un cancer » et surtout, dans quel état d'esprit il leur faut se mettre pour apprendre « comment on fait pour en guérir ».

Mais, attention ! Je n'ai pas du tout l'intention de vous raconter mon cancer par le menu, ce qui n'intéresse personne, sauf mes proches, mais de vous épauler et vous tenir la menotte avec beaucoup de tendresse à chaque étape franchie jusqu'à la fin du cauchemar. Vous expliquer le bien et le moins bien, minimiser ce qui mérite de l'être, mais aussi vous prévenir de certaines épreuves par lesquelles il faut bien passer pour franchir, la tête haute et le moral bétonné, ce que l'on peut qualifier de « pire épreuve de toutes les pires de nos vies ! ».

Et puis, j'allais oublier l'essentiel : je vais aussi essayer de vous faire sourire, même lorsque tout cela vous paraitra insurmontable, car je me suis également fixée pour mission de vous hisser vers la gagne, la pêche, la frite, la patate. Ensemble nous allons partager des moments de grande intensité et de petites rigolades, mais je vais avoir une exigence: toujours, même quand ça deviendra difficile, ayez s'il vous plaît un minuscule sourire au coin de l'œil et de la bouche, car le sourire, c'est la vie et que, jusqu'à preuve du contraire, vous êtes toujours debout! Nous allons cheminer ensemble clopin-clopant, mais côte à côte, du pendant à l'après et en direct, comme dans un live show, sauf que ni vous ni moi n'avons prévu de faire carrière! Allez, on se serre les coudes, on relève la tête, on a le regard fier et on se met en route sur le chemin du courage, de la volonté et des projets d'avenir dont le moins que l'on puisse dire est qu'ils sont momentanément perturbés. Je dis bien momentanément; ne commencez pas à vous mettre des idées noires en tête!

2

D’abord, avec qui partager tout ça ?

Parler de son cancer à quelqu’un est une nécessité, une thérapie, une soupape libératoire mais si, lorsque votre voisin de palier vous lance joyeusement un matin :

« Bonjour, comment ça va ? »

Vous lui répondez :

« Pas terrible, je viens d’apprendre que j’ai un cancer. »

Vous l’entendrez à peine bredouiller « Je suis désolé » avant de le voir filer dans l’escalier sans même attendre l’ascenseur, lui, son casque de moto, ses dossiers et sa panique aux trousses. Alors la question se pose de savoir avec qui partager ce poids que l’on peut qualifier d’extrêmement lourd, et de peser ses mots…

Avec vos proches ?

À très petite dose. Ils sont déjà suffisamment inquiets et ont commencé à se comporter avec vous comme si vous aviez un pied dans la tombe, ne vous parlant qu'à voix feutrée et vous lançant des regards inquisiteurs quand vous ne terminez pas votre purée. Ils se font soudain plus tendres, personne ne vous contrarie plus et l'on s'inquiète de vos allées et venues, vous qui, avant, pouviez quitter la maison pendant des heures sans que l'on s'aperçoive de votre absence. Leur livrer vos états d'âme, et Dieu sait que vous en avez, serait la porte ouverte à cette sollicitude compassionnelle et addictive généralement réservée aux grands malades, contre laquelle il faut vous barricader farouchement pour ne pas courir le risque d'en avoir besoin.

Avec un psy ?

Celles qui sont déjà suivies en parleront évidemment avec lui et il saura les écouter, voire réussira-t-il à faire sortir de leur nez des vers bien difficiles à extraire. Pour les autres, je dirais bof, car je n'ai personnellement pas été convaincue par celui que j'ai consulté dans la panique qui a suivi le diagnostic. Peut-être à tort, j'ai préféré confier mon sort à ma bonne nature et, à ce jour, je ne le regrette pas. Donc à vous de décider, mais sachez qu'il n'y a vraiment aucune honte à vous faire aider pour mieux encaisser les coups bas de Monsieur Cancer.

Avec votre oncologue ?

Ne rêvez pas ! Vous ne disposez que de vingt minutes chrono de consultation. Il faut aller à l'essentiel et garder vos états d'âme. Pour lui, la priorité se situe stricto sensu au niveau de la maladie. Point barre. C'est frustrant, parfois révoltant je sais, mais à chacun son univers de compétence et il est probable que le sourire compréhensif d'une infirmière de son service aura plus d'effet sur votre petit moral que l'évasif : « ne vous inquiétez pas, nous allons vous sortir de là » qu'il lancera, la tête dans son ordinateur, occupé à examiner à la loupe les résultats de vos examens préliminaires. Lui n'est pas votre confident, mais votre thérapeute, et sa mission est de guérir ses patientes, non pas, sauf exception, de leur tapoter le dos pour les consoler.

Avec votre meilleure amie ?

Oui, vous pouvez lui en parler, un petit peu, mais point trop n'en faut, parce que les histoires de maladie, à force, ça lasse les bien portants et ça suce leur énergie. Et puis, malgré l'immense tendresse qu'elle vous porte et qu'elle vous prouve, elle a une vie, elle aussi : on licencie dans sa boîte, son chien a un souffle au cœur et sa bagnole vient de la lâcher.

Avec une association de malades ?

Peut-être, mais j'avoue n'y être jamais allée ; rien que le mot me donne le cafard. Déjà avec *Weight Watchers*, du temps des kilos en trop, j'avais du mal, c'est vous dire…

Avec moi ?

Stop ! Vous êtes à la bonne adresse puisqu'à partir de maintenant vous allez partager avec moi sans honte ni réserve le «très moche» et le « moins moche». Je veux dire par là que je serai près de vous au-dessus de la cuvette des WC, lorsque vous subirez les fatigues écrasantes, les essoufflements, les efforts impossibles de conversations le besoin de silence, le dégoût d'aliments adorés jusqu'au refus de vous lever, de vous laver, l'envie d'arrêter les traitements, la chauvitude, les trajets quotidiens de radiothérapie, la peur d'en mourir… La liste est longue, mais puisqu'il faut que vous soyez positives vous allez aussi mettre dans le pot commun votre volonté de guérir et votre avenir car, s'il est vrai (et ça l'est) que nous sommes de plus en plus nombreuses à ne plus maîtriser nos cellules aussi bien que nos vies, il faut aussi s'enfoncer dans nos petites têtes que les cancers se guérissent de plus en plus fréquemment. Ensemble aussi, nous allons attraper la bestiole par là où elle ne s'y attend pas, et en extraire ce qu'elle est aussi capable de nous faire découvrir de nous et des autres, ce qui n'est pas évident tous les jours, je vous l'accorde! L'idée dominante est de sortir de là, pas vrai ? À poil de la tête, certes, mais guéries. Alors, dans notre protocole thérapeutique, introduisons les rigolades inespérées entre copines de chimio, le bonnet gris cache-crâne qui vous fait les yeux verts et la douceur d'une main caressant votre peau à vif.[1]

1. Retrouvez-moi aussi sur mon blog où je serai toujours là pour vous : cancereetalors.canalblog.com

3

Le glossaire des mots à bannir illico

Dès qu'il est question de cancer, des mots effrayants sautent au visage, venus des temps obscurs où cette maladie était inguérissable et que l'image d'un squelette famélique et jaunâtre hantait les esprits. Nous sommes loin de cela aujourd'hui mais il subsiste pourtant un vocabulaire qui donnerait des frissons à Caligula en personne. Alors pensez à son influence sur votre petit mental tellement fragilisé !

Pour commencer, je vous suggère de supprimer les mots qui font peur, à nous d'abord, mais aussi à tous ces autres qui, en les entendant, ne peuvent pas s'empêcher de nous regarder par en dessous en s'éloignant sur la pointe des pieds pour ne pas réveiller « la faucheuse » qui, on ne sait jamais, pourrait les ratisser au passage.

J'ai un cancer

Faux ! Dès qu'on l'aura extraite, vous n'aurez plus de tumeur cancéreuse et ça, c'est mon chirurgien qui me l'a dit. Si vous voulez absolument parler d'elle, préférez :

« J'avais une tumeur, on me l'a retirée ».

Et voilà qui clôt momentanément le débat non seulement dans la tête des autres, mais aussi dans la vôtre.

C'est une tumeur maligne

Le côté malin d'une tumeur m'échappe, sauf pour souligner sa gravité face à une tumeur bénigne. Apprendre que l'on a une tumeur est suffisamment angoissant pour en rester là, sachant qu'il y aura toujours un con pour vous demander : « Bénigne ou maligne ? »

Quant au sens du mot « tu/meurs », sans vouloir faire de la psy de comptoir, il faut bien reconnaître qu'il n'est pas du meilleur goût. *Petite boule, opacité, polype douteux* me semblent quand même moins lourds à digérer !

Je suis en chimiothérapie

La chimio n'est pas un mot barbare destiné à terroriser ses futurs receveurs. En réalité, et étymologiquement, la chimio est un apport de médicaments destinés à soigner chimiquement n'importe quelle maladie, de la verrue plantaire à la grippe H1N1… sinon on file vers des médecines parallèles qui sont loin d'avoir démontré leur efficacité sur les pathologies lourdes. Donc, comme pour toute autre maladie, une prise de médicaments est nécessaire, même s'il est vrai qu'elle est plus difficile à supporter qu'un cachet de Doliprane et qu'elle entraîne des effets secondaires un tantinet plus fracassants. Pourtant, ne dites jamais et surtout ne vous mettez pas dans la tête que la chimio vous détruit et vous ronge de l'intérieur, car c'est tout le contraire qui se produit. Ce que l'on vous injecte goutte à goutte a pour mission de déglinguer les cochonneries qui pourraient traîner dans votre corps. C'est un élixir de vie que vous recevez et non le contraire. Alors, pour être mieux dans votre tête et dans celle des autres, dites plutôt que vous êtes « en cure », ce qui est effectivement le cas, même si la cure cogne plus fort que six verres d'eau par jour au centre thermal de Vichy…

On me fait des rayons

Là, on imagine tout de suite le rayon laser de Dark Vador et il y a de quoi paniquer. Tout doux mes chéries, on n'en est plus aux bombardements de cobalt qui brûlaient tout sur leur passage. Aujourd'hui, on utilise des électrons ou des photons dont la précision de tir s'opère au millimètre près afin d'occire la plus minuscule cellule douteuse sans endommager celles d'à-côté. Le mot « radiothérapie » est donc parfaitement adapté d'autant plus que, dans beaucoup de cas, lorsque vous l'évoquez, les gens confondent avec radiographie !

Je suis en rémission

S'il y a un mot détestable c'est bien celui-là. Je me souviens qu'on le citait beaucoup au catéchisme et qu'il était généralement associé à des péchés que nous aurions commis et qui nous seraient pardonnés grâce à la miséricorde divine.

Qu'est-ce que notre maladie vient faire là-dedans, je vous le demande un peu ? Si la rémission des péchés est une bonne chose pour la paix de nos consciences, je ne vois pas ce qu'elle a de commun avec le sentiment d'insécurité qu'induit l'expression « rémission d'un cancer ».

Remplaçons-le plutôt par un placide « je suis en convalescence » qui fleure bon la compote de pommes et la fleur d'oranger dans la tisane du soir. On y a droit pour chaque maladie, alors pourquoi pas pour la nôtre, même si la convalo dure cinq ans ?

Je fais une récidive

Ne parlons pas de malheur, mais si malgré tout, cela devait arriver à l'une d'entre vous, dites plutôt… Non, là je ne vois pas quoi dire d'autre. Tentez quand même le mot « rechute » qui a un petit air bénin plus facilement évocateur d'une anginette hivernale que d'un cancer de stade III…

J'ai perdu tous mes cheveux

Difficile de taire une vérité qui saute aux yeux, mais difficile aussi de l'assumer ! Puisque vous portez des bonnets, des perruques ou des turbans, cachez votre malheur derrière une phrase idiote de fashionista en affirmant, le regard fier, que « Karl trouve just hype de porter une chapka au mois d'août ».

Et retenez-vous de pulvériser tous les gens qui vous diront : « t'en fais pas, ça va repousser et en mieux » parce que, devant vous, se profilent quand même des semaines de boule à zéro ou des mois de camouflage qui vous feront tressaillir chaque fois que vous vous croiserez dans un miroir.

4

Le jour zéro

Hélas ce zéro-là n'est plus celui de votre enfance lorsque dans le dos de la maîtresse de CM1 vous dessiniez sur le tableau 0 + 0 = la tête à Toto et que vous pouffiez, la main sur la bouche pour étouffer le bruit de vos ricanements et éviter la punition. Ce zéro de maintenant marque le jour où vous sentez, après de longues semaines d'une inexplicable fatigue, que quelque chose ne tourne plus rond dans votre vaillant petit corps pourtant rompu à mener votre vie de dingo. Ce jour zéro est celui où la menace que vous sentiez confusément sourdre devient réelle. Celui où vous découvrez une boule dans un sein, une douleur dans le ventre, dans le dos ou ailleurs, une perte de sang, une toux récurrente, bref un signal de danger qui vous trace de la tête aux pieds, comme à la pointe de l'épée, une zébrure glaciale et fulgurante provoquant un état de panique et de désordre intense.

« Non, pas moi s'il vous plaît, pas maintenant, j'ai des enfants, un crédit maison, un boulot, des vacances à Bénodet l'été prochain, plein d'amour à donner, des choses à apprendre, des pays à visiter, une folle envie de profiter encore et encore. Ça ne peut pas être ça, ça n'en a pas le droit ».

Vous vous précipitez alors chez votre généraliste et croisez les doigts jusqu'à en bleuir les jointures pour que les sacs de plomb qui viennent de vous tomber sur les épaules fondent à la chaleur rassurante d'une ordonnance et de quelques jours éventuels d'arrêt de travail pour surmenage. À ce stade, vous accepteriez même avec soulagement une toute petite opération pour éradiquer le bobo.

Qui dira pourquoi les toubibs retirent toujours leurs lunettes avant d'annoncer les mauvaises nouvelles ? N'ont-ils pas encore compris qu'au moment même où ils lèvent lentement la main vers leur monture, les patientes, fesses serrées et plus un poil de sec, ont déjà deviné ? Ceux qui n'ont pas de lunettes se grattent la gorge ; ça fait pareil. D'une voix plus grave qu'à l'ordinaire ou au contraire d'une déconcertante légèreté, il dit qu'a priori il n'y a pas lieu de s'inquiéter, mais qu'il préfèrerait quand même, bien qu'il n'y ait aucune urgence, faire procéder à quelques examens complémentaires, si possible dans les 48 heures…

Il faudrait être la dernière des quiches pour ne pas comprendre qu'il y a le feu !

À partir de cet instant, vous ne pensez plus qu'à une chose et n'existez plus que pour elle : le rendez-vous de radio/colo/mamo/fibro ou autre mais en prenant sur vous, tant que vous n'aurez aucune certitude, pour ne pas affoler prématurément vos proches. Alors, grosses bêtes que vous êtes, vous vous imposez la plupart du temps un silence héroïque qui vous mine. Moi j'appelle ça « le sacrifice du Pélican* ». C'est beau mais c'est idiot car vivre en solitaire le Golgotha des examens préliminaires dans les couloirs des labos et des hôpitaux, sans une main à tenir, un bras auquel s'accrocher ni un regard d'amour à recevoir, rendent l'épreuve encore plus éprouvante. Ne faites pas cette sottise et livrez votre angoisse à quelqu'un de proche mais qui ne serait ni vos enfants même s'ils sont grands, ni votre mari qui risque d'en faire des tonnes ou au contraire de tellement banaliser, pour vous rassurer, qu'il vous horripilerait. La meilleure amie semble toute désignée :

Pour vous accompagner à vos examens et vous tenir fermement le bras lorsque l'on appelle votre nom et que vous voulez prendre vos jambes à votre cou.

Pour pâlir et trembler avec vous lorsque sur l'écran, l'index du radiologue désigne l'ennemi en traçant des ronds autour d'une nébuleuse.

Pour ouvrir ses bras de géante puis les refermer sur votre corps tremblant, sanglotant et déjà douloureux.

Pour vous proposer, à la sortie, d'aller boire un petit remontant et posément, tenter de vous rassurer en reprenant chaque mot du radiologue « qui n'avait pas du tout l'air inquiet » vous serine-t-elle. Vous l'écoutez à peine, car le seul mot que vous avez retenu, bien qu'il n'ait été prononcé à aucun moment, c'est cancer. Le remontant aidant, vous commencez par sangloter, si vous avez l'alcool triste, puis de gorgée en gorgée, vous vous mettez à rire nerveusement et vous finissez par rentrer chez vous éméchée et le visage défait sous le regard halluciné de votre famille qui vous attendait pour déjeuner. Merde, si on ne se lâche pas un jour pareil, ça sert à quoi d'avoir un cancer ? Mais on vous le dit et vous le répète :

l'alcool est mauvais pour la santé,
surtout quand la santé est mauvaise !

Il est certain que la transition entre le statut d'encore bien portante d'il y a quelques heures et l'état de presque malade ne se fait pas facilement, mieux vaut vous en prévenir mais, les heures passant, vous commencez à vous convaincre qu'au fond ce n'est encore qu'une suspicion, ou alors, qu'on le détecte tellement tôt qu'il suffira d'une intervention bénigne, presque aussi anodine que le lifting que vous aviez programmé de vous offrir bientôt… mais qu'il va falloir, je le crains, remettre à plus tard !

Le sacrifice du pélican*

Parce qu'un instant de poésie pure ne fait jamais de mal à personne, je ne résiste pas au plaisir de vous offrir l'extrait du poème de Musset ou le sacrifice de ce pélican me fait penser à vous, murée dans l'abnégation de votre silence :

Lorsque le pélican, lassé d'un long voyage,
dans les brouillards du soir retourne à ses roseaux,
ses petits affamés courent sur le rivage
en le voyant au loin s'abattre sur les eaux.
Déjà croyant saisir et partager leur proie,
ils courent à leur père avec des cris de joie
en secouant leurs becs sur leurs goitres hideux.
Lui, gagnant à pas lent une roche élevée,
de son aile pendante abritant sa couvée,
pêcheur mélancolique, il regarde les cieux.
Le sang coule à longs flots sur sa poitrine ouverte ;
en vain il a des mers fouillé la profondeur ;
l'océan était vide et la plage déserte ;
pour toute nourriture il apporte son cœur.
Sombre et silencieux, étendu sur la pierre,
partageant à ses fils ses entrailles de père,

dans son amour sublime il berce sa douleur ;
en regardant couler sa sanglante mamelle,
sur son festin de mort il s'affaisse et chancelle,
ivre de volupté, de tendresse et d'horreur ».

Alfred de Musset, *Les Muses*

5

La biopsie donne le « si, c'est un cancer »

Ce qui est dit est dit : rien ne doit être dit avant la biopsie et vous aurez beau plaquer un cutter sur la gorge de votre médecin en le traitant de « sale bâtard », il ne prononcera aucun diagnostic formel tant qu'il n'aura pas les résultats entre les mains. Pour entendre une fois pour toutes le mot tant redouté, vous devrez donc patienter dans un état d'extrême tension jusqu'à ce jour où, à nouveau assise dans son cabinet, fébrile et les dents serrées, vous le verrez, comme dans un film au ralenti, gigoter sur son fauteuil et tripatouiller votre dossier en se raclant la gorge avant de cracher enfin sa Valda empoisonnée. Ce moment n'est pas facile non plus !

Glacer, brûler, trembler, étouffer, suer, sangloter, se taire, crier, grimacer, vomir, chacune a sa propre méthode pour dévoiler la face visible de sa peur, mais la partie la plus dévastée se trouve ailleurs, au plus profond de vos tripes, dans votre cerveau et vos poumons devenus soudain trop étroits pour contenir pêle-mêle vos enfants, votre homme, vos parents, le dernier Noël en famille, votre chien, vos copines, votre bureau, enfin tout ce qui rend votre vie si attachante et soudain menacée.

Il en est de certains chagrins comme de certains plaisirs : ils se vivent en solitaire et il est probable que, sortant de chez le médecin, vous vous réfugiez, seule et assommée, dans un taxi ou au fond d'un autobus. Il ne vous aura pas échappé que l'époque où l'on taisait leur maladie aux patientes manifestement incapables de résister au choc est révolue. Aujourd'hui, que vous le vouliez ou non, on vous envoie le diagnostic dans les dents et on vous laisse vous débrouiller avec « ça » pour rentrer chez vous et balancer l'info à votre famille à 20 heures tapantes, en ouverture du journal télévisé !

À ce moment-là, rien ni personne ne peut vous consoler ni vous rassurer, et ceux qui vous aiment ont beau vous faire pouet-pouet-tireli-pinpon pour vous changer les idées, ça ne marche pas du tout. Vous êtes submergée par la révolte, le désespoir et un profond sentiment d'injustice parce qu'avant tout ça, vous respiriez la santé, vous achetiez vos légumes au rayon bio et ni ne fumiez ni ne buviez, enfin… presque pas ! ».

Pour tout dire, vous n'avez qu'une envie : vous enfouir dans vos toilettes ou au fond de votre lit, la tête sous vos oreillers pour ne plus entendre ces voix stridentes qui crient en vous :

« J'ai un cancer. Je suis foutue. J'ai peur de la maladie, des traitements, de la mort, je ne veux pas perdre mes cheveux… »

Non, vous n'êtes pas des poules mouillées mais apprendre un cancer est un sacré choc dont il est inutile de minimiser l'impact. Il faut vraiment l'avoir vécu pour comprendre l'intensité des émotions qui vous ravagent en cette période et vous mènent au besoin impérieux de vous isoler, voire – et c'est terrible à dire – de vous réfugier de l'autre côté de la barrière où vous avez le sentiment d'avoir déjà basculé. Ah ça, on peut dire que ça tourne et retourne dans vos têtes !

Tout doux mes jolies, ne broyez pas autant de noir si vite. Si vous ne rassemblez pas vos forces dès maintenant, c'est-à-dire, dès le début, vous gaspillez un temps précieux. Ce n'est vraiment pas le moment de vous enfoncer, d'autant plus que si ça se trouve, votre destin est de glisser sur une peau de banane dans vingt ans et de vous rompre le col du fémur… je vous prie donc de vous donner immédiatement un bon coup de pied aux fesses, de redresser vos têtes et de vous préparer comme des sportives de moyen niveau (n'exagérons pas tout de même, vous ne préparez pas les JO) qui, pour la première fois s'essayeraient au Marathon de Château-Thierry, sous-préfecture du sud de la Picardie, pour les ignares qui ne savent même pas où se trouve la ville natale de La Fontaine…

Les gagnants gagnent et les perdants perdent.

Même si, à première vue, vous trouvez cette maxime complètement imbécile, faites-la vôtre malgré tout, car une fois imprimée dans votre cerveau, elle n'en ressortira plus. Je sais, j'ai essayé !

6

Avant la pluie le bon temps grâce à la Méthode CC[2]

Autant le dire d'emblée, le marathon qui se prépare ne va pas être de tout repos. Afin d'atteindre chancelante – mais debout – le poteau d'arrivée, je vous propose de commencer par une sorte de tour de chauffe, coachée dans cette démarche par ce qui deviendra peut-être un jour la célèbre Méthode CC initialement conçue, par moi pour moi, mais que je vous livre bien volontiers pour vous accompagner dans vos premiers tâtonnements, tant que votre énergie est encore intacte malgré un moral en voie de délabrement. Des auteurs autrement plus renommés et compétents, dont le si regretté David Servan-Schreiber mettent à votre disposition des kilos de livres qui aident à manger anti-cancer, respirer anti-cancer, méditer anti-cancer et vivre après-cancer. Je ne peux que vous conseiller de les lire, car ils enseignent des tas de choses que vous

---

2. CC = Caroline Cotinaud.

négligiez du temps où vous pétiez la forme! Mais aucun, jamais, ne vante les mérites d'une méthode qui aiderait à encaisser les chocs et à maintenir le moral dans une sorte d'équilibre mêlé de bon sens et de totale irrationalité. La mienne, si!

Il faut absolument chasser vos idées noires. Oui, je sais, c'est plus facile à dire qu'à faire, mais je suis là pour vous y aider.

S'il vous reste un peu de temps avant d'entrer, rageusement déterminées à guérir, dans les opérations et les traitements, je vous propose d'utiliser ce répit pour vous lâcher et abuser de toutes les bonnes choses dont la fatigue des mois à venir risquent de vous faire perdre le goût. Ainsi, la Méthode CC consiste à vous donner de bons et de mauvais conseils pour profiter autant que faire se peut et vivre les jours à venir sans contrainte, comme s'ils étaient les derniers… mais non, je plaisante!

Voici donc les règles de vie à adopter durant la petite période que l'on peut appeler de répit avant votre plongeon dans l'inconnu et ses effets indésirables.

Méthode CC, règle 1 : le paradis artificiel

Rassurez-vous, je ne propose pas de substances illicites sous le manteau, quoique… mais du bon médicament remboursé par la Sécurité sociale car s'il est une période dans toute votre existence où vous en avez réellement besoin, c'est bien celle-ci. Filez chez votre médecin et, à genoux s'il le faut, suppliez-le de vous prescrire un antidépresseur. Commencez le traitement au plus vite, sachant qu'il faut une vingtaine de jours avant d'en ressentir les effets bénéfiques. L'antidépresseur va vous aider à prendre l'indispensable recul face à la maladie et vous permettre, comme le ferait une béquille, de gravir le chemin escarpé qui mène à la guérison. Après, une fois le tonus et l'espoir revenus, vous pourrez le jeter à la poubelle sans oublier quand même de lui dire merci !

Méthode CC, règle 2 : le bal de la bouffe

Vous n'avez pas encore de nausées et vous avez faim ? Alors profitez. En cette période, même les chips goût bacon sont autorisées. Depuis des années que vous êtes au régime, c'est le moment de plonger dans les plaisirs interdits. Bientôt votre appétit sera capricieux et vous n'aurez plus du tout le même regard sur la nourriture. Alors, n'hésitez pas à vous lâcher sans penser aux kilos. La notion de plaisir immédiat doit vous habiter continuellement car, ainsi que le disait Louis XV (le Roi, pas le fauteuil) : « Après Moi la fin du monde ». La nourriture est source de plaisir et aussi d'une énergie qu'il me paraît judicieux de stocker dès maintenant dans la tête et sur les hanches pour les libérer plus tard, lorsque votre corps en aura tant besoin. Je précise cependant que cette approche nutritionnelle n'engage que moi… N'allez quand même pas jusqu'au gavage compulsif qui endommagerait votre foie, organe tellement mis à contribution lors de la chimiothérapie.

Petite note personnelle

À l'heure ou j'écris ce chapitre j'ai le dégoût de tout (sauf des haricots verts en boîte William Saurin, allez comprendre...), des crampes d'estomac, des nausées et sur mon dossier médical, moi qui traîne mes dix kilos de trop depuis la nuit des temps, il est inscrit ce que je ne croyais jamais lire me concernant : anorexie primaire ! Alors autant vous dire que je ne regrette pas les rillettes, les croissants aux amandes, les chocolats, les tartines dont je me suis empiffrée juste avant. Faites ça, vous aussi.

Méthode CC, règle 3 : le p'tit coup derrière la cravate

Même avec un cachet d'aspirine, l'alcool est contre-indiqué. On peut donc imaginer ses effets nucléaires sur un organisme sous chimiothérapie et si vous faites alors le choix d'un protocole vinothérapeutique, il se fera à vos risques et périls dès que vous aurez commencé vos traitements. D'ailleurs Monsieur Foie vous signifiera un refus non négociable.

Mais pour l'instant il ne dirait pas non à une dosette de champagne, histoire de mieux faire passer la grosse pilule !

Otez-vous tout de suite de l'idée que ces propos sont tenus par une alcoolique invétérée ! Pour moi, comme pour vous, c'est juste un traitement anxyolitique… mais j'avoue que si j'avais autant de fringues que j'ai vidé de coupes à cette période, je remplirais à moi seule le Musée de la Mode. Malheureusement ce relatif lâcher prise ne dure pas et la chimio vous redonnera le goût des bulles d'eau gazeuse avec une rondelle de citron.

Avertissement !

La période d'attente entre l'annonce de la maladie, les examens, l'opération, puis les traitements risque de vous paraître longue et de vous plonger dans un état d'intense fragilité. Il est vrai qu'alors, l'alcool peut devenir un refuge. C'est malheureusement assez courant et mérite d'être souligné pour que vous ne tombiez pas dans ce piège.

Méthode CC, règle 4 : les fringounettes

Ce n'est pas parce que vous avez une tumeur que vous êtes devenue moche du jour au lendemain. La séduction doit encore faire partie de votre univers et il sera toujours temps, dans quelques semaines, de la rouler provisoirement en boule au fond de votre penderie en attendant des jours meilleurs, bien que je ne sois pas d'accord sur ce renoncement, mais nous en reparlerons. L'heure est donc à la dépense compensatoire et tant pis pour votre banquier, votre conscience et vos héritiers. Je sais que dans un coin de votre tête vous pensez que vous ne reviendrez pas de sitôt lécher les vitrines avec gourmandise alors, quitte à avoir des doutes sur votre avenir de shoppeuse, il est immédiatement plus rigolo d'acheter la petite veste de vos rêves que de pleurnicher pendant des jours dans votre manteau d'il y a deux ans. Ce n'est pas à vous que je vais apprendre que le plaisir d'acheter des fringues balaye les idées noires en produisant une sécrétion d'endorphines, les hormones d'un plaisir amortissable sur le long terme, en tout cas au moins jusqu'à votre guérison…

Méthode CC, règle 5 : l'amur, tujurs l'amur…

Calmez-vous ! Le sexe torride, c'est pour après. Ici, je parle de l'amour, du vrai que vous éprouvez pour vos enfants, votre compagnon, vos parents, vos amis. Puisque vous en avez encore l'envie et la force, multipliez les dînettes en amoureux, les repas en famille, les parties de Monopoly que vous exécrez avec les petits que vous adorez, installez-vous les dimanches soir sur le canapé, au beau milieu de votre tribu (si vous n'en avez pas, achetez un chat et des coussins) et regardez n'importe quelle daube à la télé, pourvu que vous ronronniez tous ensemble. Faites-vous bisouter, reprenez du gâteau, crafouillez les longs cheveux de votre fille, remplissez-vous d'amour sans réserve et surtout sans laisser s'immiscer ces mauvais flashs qui, au milieu de vos moments de bien être voilent la lumière de votre regard. Forcez-vous à rester dans le présent, demain est un autre jour, ne vous gâchez pas la fête.

Méthode CC, règle 6 : les lutineries

Ma méthode préconise la jouissance, partout, tout le temps et sous toutes ses formes, alors pensez, au lit ! Sauf peut-être que ce n'est pas l'envie qui vous manque, mais le tonus de votre hypothalamus ! Essayez de vous forcer, ça finira bien par venir et que celle qui a pensé à sa tumeur en jouissant me le fasse savoir au plus vite ! Je vous le dis et vous le répète, pour l'instant la vie doit être comme avant le diagnostic : ni mieux ni pire et si vous aviez coutume de vous envoyer en l'air à tout bout de champ, continuez, car ça n'aggravera pas la situation, bien au contraire ! Une sexualité débridée vous fatiguera peut-être, mais elle allègera vos neurones en les envoyant au septième ciel. J'émets cependant une réserve pour celles qui ont une tumeur au sein ou à l'utérus souvent déclarés zones interdites par leur cerveau. Profitez, les filles, parce que pendant la chimio ou la radiothérapie qui vous attendent peut-être après l'opération, Foufounette chérie aura la migraine tous les soirs…

Méthode CC, règle 7 : les amis

De travail, de retraite, d'enfance, de sport, de poker, de voisinage, les amis font partie de votre vie. Vous ne devez absolument pas vous recroqueviller sur vous-même en vous servant du prétexte facile qu'ils ne sont pas malades, eux, et ne peuvent donc pas comprendre ce que vous ressentez. La Méthode CC vous donne encore un bon coup de pied là où vous savez, pour vous forcer à répondre à leurs invitations, accepter leur gentillesse et leurs attentions qui, je sais ça aussi, vous cassent les pieds en ce moment, mais ont le mérite de vous détourner de vos pensées obsessionnelles. Ensuite, dès que les traitements auront commencé, sortir deviendra plus difficile et vous serez si fatiguée que l'idée même de mettre un manteau, prendre un ascenseur, fermer une portière de voiture, parler, écouter, entendre, répondre aux questions, sourire, ne pas vous endormir au milieu d'une conversation, subir l'odeur nauséabonde du tabac sur un trottoir, vous contraindront à préférer le silence et le canapé-refuge de votre chez-vous.

Tiens, justement, puisque nous parlons des amis, je vais en profiter pour vous révéler un phénomène courant, dont pourtant vous n'avez encore aucune idée. Vous venez d'apprendre que vous avez un cancer, vous n'avez jamais eu autant besoin de vos amis près de vous et vous êtes loin d'imaginer qu'il va y avoir de la désillusion au programme. En effet mes petites fées, parmi les plus proches, les plus aimés, les irremplaçables, certains vont plier les gaules sans prévenir et disparaître dans la brume crépusculaire avec leur boîte d'asticots (c'est une métaphore, bien sûr !), parce que, vous comprenez : « ça les rend malades de vous savoir malade et ils ne savent pas quoi vous dire ». Ben tu penses ! Après, quand vous serez guérie et que vous ne voudrez plus les voir, ils seront, paraît-il, rongés par le remord. Bien fait !

Méthode CC, règle 8 : le travail

Que vous soyez PDG de Maillard Dupont & Gardner limited, assistante de direction ou infirmière au CHU de Brest, c'est pareil. Vous venez d'apprendre que vous avez une tumeur et vous allez devoir vous calmer côté travail. Maintenant c'est « la bourse ou la vie » et votre seul et unique business plan est celui de votre guérison. Enfoncez-vous dans la tête qu'il faut concentrer toutes vos énergies vers celle-ci et fuir les stress inutiles et les complots sordides pour piquer sa place à la Reine des Abeilles. On respire, on se détend, on pense au clapotis d'un ruisseau contre un caillou, mais surtout pas à la tronche de Dédé le lundi matin devant la photocopieuse. Sauf si vous voulez, à vos risques et périls, jouer les héroïnes en allant à tout prix au bureau, au risque d'attraper les microbes qui traînent, vous êtes partie pour quatre mois d'arrêt de travail minimum, soit à peu près 180 grasses matinées puisqu'il faut dès maintenant ne voir que l'aspect positif de chaque événement. Tout le monde sait bien que vous préféreriez courir après le bus dans les petits matins d'hiver et boire votre petit café en bas du bureau… ça reviendra, mes Belles et croyez-moi, ce jour-là vous le savourerez !

Méthode CC, règle 9 : la bravitude[3]

Avant d'attraper cette cochonnerie, vous vous mettiez au lit dès que le thermomètre affichait 37.6°. À 38.4° vous appeliez SOS médecins et à 39.5° vous aviez un pied dans la tombe. Maintenant que vous vous apprêtez à prendre des scudes en pleine figure, vous allez devoir garder la tête haute et rejeter farouchement toutes formes de jérémiades afin de ne pas entraîner systématiquement ceux qui vous entourent dans l'univers de votre maladie. Si vous y parvenez, je vous dis bravo, parce que je sais aussi qu'avant même le début des traitements, les épreuves morales endurées sont lourdes, très lourdes. Certaines d'entre vous vont sûrement rétorquer qu'elles ne sont pas des bêtes de scène et qu'il leur est impossible d'interpréter le rôle principal de la « joyeuse cancéreuse » alors qu'elles sont dévastées par la peur. Il faut pourtant

3. Bravitude : expression ne figurant pas dans les dictionnaires, mais drôlement explicite.

essayer d'y parvenir, car en affichant un vrai-faux bon moral, vous galvanisez votre entourage et vous aussi, par la même occasion.

Il ne vous aura pas échappé que La Méthode CC est tout sauf scientifique, mais ne la prenez pourtant pas par-dessus la jambe. Je vous assure qu'elle vaut le coup d'être appliquée, car savourer plus que jamais les bonnes petites choses de tous les jours est un acte déterminant pour maintenir votre moral au meilleur niveau possible. Accumuler maintenant les bons côtés de l'existence vous la fait aimer plus encore et si, pour la première fois, vous la sentez menacée, ce sont autant d'excellentes raisons de vouloir la préserver. *Miam miam* le pâté en croûte, les copines, la musique, les câlins de votre homme, l'odeur du pain grillé, le craquement de la pince de langoustine juste avant d'en aspirer la chair, le retour dans la maison bien chaude un soir d'hiver, une orchidée qui refleurit alors que vous avez oublié de l'arroser, les baisers de votre petit-fils… non mais il rêve le vilain crabe s'il croit qu'il va vous piquer tout ça !

Pendant

L'armure de guerrière

7
Bienvenue en salle d'op'

Et c'est plutôt une bonne nouvelle, puisque cela signifie que la tumeur est opérable. Maintenant, il faut composer avec le compte à rebours qui, une fois lancé, ne doit s'arrêter sous aucun prétexte. Scanners, Petscan, prises de sang, IRM, anesthésiste, etc. Jusqu'à l'opération vous avez un agenda de ministre – ce qui fait avancer le temps à grande vitesse – et vous vous retrouvez au jour J presque étonnée.

Si vous aviez espéré secrètement que le chirurgien se casserait une jambe en glissant sur une peau de banane la veille de l'opération… c'est raté ! Impérial, il vous attend au bloc et votre vie palpite entre ses mains gantées.

Ce qui me fait notamment adorer l'espèce féminine, c'est que, même si vous n'avez pas fermé l'oeil de la nuit précédant l'opération et que vous vous êtes retrouvée à l'aube avec les boyaux en déliquescence, cela ne vous a pas empêchée de vous préparer comme si vous partiez à un rendez-vous galant. Douche et re-douche, shampoing, déodorant, un chouïa de parfum derrière les oreilles : tout a été peaufiné pour que ni le chirurgien ni l'équipe autour de lui ne vous prennent pour une souillon lorsqu'ils trancheront en vous comme dans une bonne entrecôte. Dieu sait pourtant qu'ils s'en moquent, et vous devriez vous en réjouir, car leur attention est exclusivement concentrée sur ce qu'ils cherchent et qu'ils trouvent, évidemment ! L'avantage reste cependant pour eux d'avoir une patiente nickel/chrome !

Quelle que soit la tumorectomie que l'on vient de pratiquer, vous avez à votre réveil l'impression d'avoir été amputée de la moitié du corps. Drains, perfusions, piqûres, prises de sang, constantes, radios, kiné, autant de contrôles et de soins qui viennent plusieurs fois par jour vous arracher à vos tentatives de repos. Ne vous plaignez pas ! Profitez des plateaux repas même médiocres, de l'infirmière qui vous force à marcher, du lit tout propre que l'on fait chaque matin, de l'odeur de javel sur le sol brillant, car une fois sortie de l'hôpital, le poids du quotidien aura tôt fait de vous rattraper, même si votre famille croit faire tous les efforts possibles pour vous l'éviter. Vingt fois par jour, on ouvrira la porte de votre chambre pour vous demander d'abord si ça va, puis où vous rangez le liquide de rinçage du lave-vaisselle, s'il faut vraiment promener le chien à midi, qu'est-ce que vous avez pensé qu'on pourrait manger ce soir, comment est-ce qu'on cuit un rôti de bœuf, qu'est-ce qu'on fait des draps sales, où est le ticket de pressing, la clé de la cave, le vieil Express qu'on vous avait demandé de garder, les baleines du col de la chemise bleue… Chaque question s'accompagnant d'excuses pour vous avoir dérangée, réveillée et, je n'ai pas peur de le dire, carrément fait chier, puisqu'à la fin vous vous levez, que ça fait mal à votre cicatrice, mais que vous préférez encore le faire vous-même pour qu'on en finisse.

Oui, le retour à la maison est difficile, même si vous en avez rêvé durant votre hospitalisation. Votre corps affaibli et vulnérable a retrouvé son bon lit et toute la jolie vie qui bruisse autour, mais votre regard est vide et votre tête ailleurs. Vous êtes maintenant entrée concrètement dans la maladie et un grand fossé sépare celle que vous étiez hier de celle que vous êtes maintenant. Dans votre cerveau déjà esquinté par l'attente de l'opération, vos pensées s'égarent entre peur, révolte et fatalisme. Il suffit de quelques secondes pour que votre humeur change du tout au tout. Ceux qui vivent dans votre entourage ont de plus en plus de mal à comprendre pourquoi leurs attentions et leur prévenance ne vous aident pas autant qu'ils le voudraient. Tout s'est déglingué dans vos têtes et, malheureusement à juste titre, vous pensez qu'aucune personne bien portante ne peut comprendre ce que vous ressentez. Alors vous pleurez beaucoup, vous envoyez dans le mur, beaucoup aussi, puis vous demandez pardon, vous embrassez et promettez de ne plus être injuste envers ceux qui vous aiment et qui en bavent en cachette. S'ils savaient à quel point vous ne le faites pas exprès et combien vous préféreriez marcher « droite dans vos bottes » comme on dit, vers cette guérison triomphale et définitive qu'à ce stade, malheureusement, personne ne peut ni vous promettre ni vous garantir à 100 % ! Ben oui, c'est vrai quoi, il faut regarder les choses en face car, sauf s'il s'agit d'un minuscule cancer primaire, à ce stade, on ne peut rien savoir précisément de l'avenir.

Ah et puis aussi, il va falloir vous habituer à ce leitmotiv que l'on vous rabâche du soir au matin, dès que l'on vous sent un coup de mou : « Si tu veux guérir, ne te laisse pas abattre ; c'est aussi dans la tête que ça se passe ! ».

Et mon cul, c'est du poulet ? Soit l'opération et les traitements marchent, soit ils ne marchent pas, un point c'est tout. Je suis très en colère contre cette phrase qui voudrait dire a contrario que les malades abattus n'ont aucune chance de s'en sortir ? Ce n'est pas vrai du tout. Vaillante ou amorphe, il me semble plutôt que pendant la période qui suit l'opération et mène jusqu'aux traitements, le Rien est plutôt le sentiment dominant. Rien envie de lire, d'écouter, de regarder à la télé, de se maquiller, de s'habiller, de rêver, de dire ou de faire. Rien de Rien. Vous allonger, dormir, rester seule dans votre lit, portable fermé, sans visite, sans enfant à rassurer, sans Jules à aimer parce que oui, et vous en avez honte, la seule personne qui compte à ce moment-là, c'est vous et votre corps dont la maîtrise, pour un temps, vous échappe. Bien sûr, vous allez remonter la pente mais c'est juste que cette période postopératoire durant laquelle la convalescence s'ajoute à l'appréhension des traitements imminents ronge les nerfs. Petit à petit, vous allez relever la tête et retrouver votre énergie, sauf… Sauf si vous laissez la dépression faire son lit insidieusement. Vous qui êtes en train de me lire, petite sœur de galère, ne lui cédez pas un pouce de terrain, je vous en conjure. Ce que vous vivez en ce moment est extrêmement violent, car vos projets de vie se trouvent soudain, à tort ou à raison mais je préfère à tort, suspendus à un fil. Je connais vos crises de larmes dans la salle de bain, la tête enfouie dans une serviette éponge pour que personne n'entende vos sanglots, je sais vos terreurs nocturnes, la peur de la chimio à venir et la force incroyable qui vous fait tenir debout et répondre « Bien et vous ? » quand on vous demande « et alors, comment ça va ? ».

Ecoutez-moi attentivement : en cette période à haut risque dépressiogène, ne pensez plus. Ou plutôt fixez votre esprit sur n'importe quel sujet, aussi futile soit-il, et verrouillez-le dans votre crâne. Même si vous êtes une proche cousine de Mark Zuckerberg, et donc pas la moitié d'une andouille, forcez-vous à faire des Sudoku ou des mots fléchés. Passez une heure devant le rayon collants de

Monoprix en lisant attentivement les énigmatiques étiquettes pour savoir si vous prendrez un ventre plat, body super gainant, lifting total, *compressing* ou *stretching*. Faites du rangement dans vos papiers de sécu, lisez jusqu'à ce que vous l'ayez comprise, la page des cotations boursières du Monde, tricotez, dessinez, enfin, faites n'importe quoi pourvu que vous ayez l'esprit ailleurs. En revanche, ne prenez pas la décision de relire Proust ou Montaigne ; vous n'êtes pas en période propice pour en savourer la substantifique essence ! Laisser la dépression prendre le pas risquerait de vous mener droit dans le mur de l'autodestruction et, franchement, ce serait ballot d'en rajouter une couche… Si vous sentez que le mal vous gagne à des signes tels que la prostration, l'anorexie et la satisfaction malsaine de sentir la vie vous échapper, filez chez le médecin le plus proche qui vous prescrira, devinez quoi ? l'antidépresseur que vous auriez dû prendre depuis le début.

8
Mes seins, mes amours !

Trop gros, trop petits, trop lourds, trop mous, trop tombants, en poire, en pomme, en oreilles de cocker, en oeufs sur le plat, ils n'étaient jamais assez parfaits et vous vous surpreniez parfois à les détester devant le miroir, ou à les imaginer remodelés à votre goût pour faire triompher vos décolletés.

Ça, c'était du temps où vous ne vous teniez pas devant votre oncologue, debout bras écartés, tandis qu'il évaluait à la palpation l'ampleur des dégâts, puis vous déclarait que vous alliez devoir subir une mastectomie, autrement dit qu'il allait vous retirer un sein ou peut être les deux selon la méchanceté de ce putain de cancer. C'est un choc effroyable et vos jambes vacillent autant que votre cerveau, parce qu'en cet instant de terrible vérité, vous sentez déjà le bistouri tailladant dans votre chair, votre féminité et votre maternité. Ces seins qu'hier encore vous déconsidériez pour de vagues raisons esthétiques deviennent en quelques secondes la partie essentielle de votre corps, sans laquelle il ne vous semble plus possible d'exister en tant que Femme.

MUTILÉE. Ce mot s'installe dans votre tête. Mutilée d'un sein, comme d'autres sont mutilés d'un bras ou d'une jambe et traînent leur infortune, telle une maladie honteuse sous le regard apitoyé du monde valide. Mutilée d'un sein, l'inimaginable absence de cette rondeur si douce, l'insoutenable idée d'un soutien-gorge à moitié vide et d'une main d'homme caressant l'absence ou pire, la fuyant comme la lèpre.

Oui je sais, ces mots que je pose sur le papier sont terribles, mais vrais au moment où vous vous trouvez confrontée à cette si douloureuse perspective et à la trouille incommensurable qui vous submerge.

Pour que vous sachiez mieux ce qui va se passer, voici quelques explications cliniques qui ont au moins le mérite d'être claires, si votre chirurgien n'entre pas dans les détails.

Qu'est-ce qu'une mastectomie ?

Pratiquée sous anesthésie générale, la mastectomie totale consiste à enlever tout le sein (glande mammaire, une partie de la peau du sein, l'aréole et le mamelon). Le plus souvent, l'ablation de la glande mammaire est associée au prélèvement d'un ganglion sentinelle ou à un curage axillaire. Cette intervention est nécessaire pour environ 30 % des cancers du sein. Sa réalisation n'est pas liée à la gravité du cancer, mais plutôt à sa forme. La taille de la tumeur, une double localisation ou encore son caractère diffus nécessitent une mastectomie.

L'intervention simple dure environ 30 minutes, si un ganglion sentinelle ou un curage axillaire sont effectués, la durée totale est d'environ 45 à 60 minutes. Après l'intervention, une perfusion est laissée en place pour 24 à 48 heures. Selon le type de technique, un petit tuyau appelé drain, peut être posé pour éviter la constitution d'un hématome ou d'une lymphocèle. Des antalgiques (calmants) sont prescrits, au début par la perfusion et souvent avec une pompe automatique, puis par comprimés. Dans certains cas, le médecin anesthésiste a posé avant l'intervention un cathéter au niveau des nerfs qui couvrent le site de la chirurgie, afin de passer un calmant directement au contact. La durée d'hospitalisation est variable selon les gestes effectués, mais dure en moyenne entre 3 et 5 jours.

Heureusement, la tempête s'apaise un tout petit peu dès que l'on prononce le mot de reconstruction et vous voici, petite guerrière, repartie au combat de l'espoir, de la gagne, de la frite, de la pêche et de la patate. « Bon sang mais c'est bien sûr ; la reconstruction ! Et pour quand est-ce prévu ? »

La reconstruction mammaire se pratique parfois en même temps que la mastectomie, on parle alors de reconstruction immédiate et si cela doit vous arriver, dites-vous que vous êtes une sacrée veinarde, car vous vous réveillerez de l'opération presque nickel et ne connaîtrez pas le choc violent d'une poitrine défigurée, si je peux employer ce terme pourtant éloquent ! Sachez toutefois qu'une reconstruction immédiate implique que vous n'ayez aucun traitement programmé à l'issue de la mastectomie et que votre chirurgien ait la double compétence en cancérologie et en chirurgie plastique.

Dans la plupart des cas, il faut plutôt s'attendre à une reconstruction différée, réalisée après la fin des traitements, c'est-à-dire, au bout d'une année environ et là, vous allez devoir gérer… Je voudrais vous dire de ne pas dramatiser, mais c'est facile quand on a encore ses deux seins (en poire et tombants mais toujours présents à l'appel…). Alors, puisqu'elle me le permet, je vais vous parler d'Emma, une très jeune amie à moi de 34 ans, qui a dit adieu à son sein gauche il y a maintenant 5 mois, dans la terreur et les larmes. Pourtant, à son réveil, aucune souffrance, et même une sorte de soulagement que l'affaire soit enfin réglée après tant de semaines d'attente pétrifiée. Dehors quelques jours plus tard, un peu gênée par son drain et le bras qui tiraillait, elle affichait un optimisme stupéfiant : « puisque je n'ai pas mal, je ne vois pas pourquoi je ne reprendrais pas une vie normale dès qu'on m'aura retiré ce truc (le drain). Je fus l'une des premières, une fois le pansement définitivement retiré, à voir la cicatrice qu'elle arborait fièrement, parce qu'elle la trouvait magnifique, mais qui me fit froid dans le dos tant il est difficile d'accepter cette blessure sur un corps de jeune femme. Peu de temps après, elle reconduisait, s'occupait de son petit garçon, de sa maison et de son centre d'esthétique, mais allait docilement se faire masser le bras qui gonflait douloureusement. On appelle ça le « gros bras » et il ne faut surtout pas négliger la kiné essentielle à sa résorption. Puis elle décida de partir en vacances à Zanzibar, eh oui, c'est un numéro, cette nana là… en promettant à son équipe médicale ainsi qu'à moi de ne pas se mettre au soleil. Coup de bol, le temps fut exécrable car je ne suis pas convaincue qu'elle aurait tenu parole sous un ciel bleu tentateur. Futée, elle dégota chez Monoprix un joli maillot bustier dans lequel elle glissa de la mousse et ni vu ni connu, elle posa en star sur ses photos de vacances.

Petite note à l'attention des fabricants de maillots de bains proposés aux femmes ayant subi une mastectomie : non, elles n'ont pas toutes 120 ans et n'aiment pas forcément les ramages orange et marron ni les sinistres formes mémères qui rendraient moche une sylphide à deux seins !

Puis les semaines et les mois ont passé, plutôt vite selon elle, grâce et à cause des traitements de chimio puis de radiothérapie. Il faut dire que ça occupe bien ! La date de la reconstruction a été fixée, et ce n'est pas sans appréhension qu'elle s'est rendue vaillamment à la clinique le jour dit. Cela va peut-être vous sembler incroyable si vous êtes aujourd'hui en état de choc juste après la nouvelle de votre future ablation, mais elle s'était habituée à son « non sein » dissimulé sous des soutien-gorges spéciaux et des petits hauts suffisamment amples pour détourner les regards d'une poitrine un peu bancale. Alors évidemment, la perspective d'une nouvelle opération ne l'enchantait pas plus que ça, mais ses yeux brillaient quand même en pensant que bientôt, ses vrais deux seins seraient à nouveau là et nargueraient les foules !

Comment se déroule une reconstruction différée ?

Il existe deux principales méthodes de reconstruction mammaire, parfois associées : la mise en place d'une prothèse interne (implant mammaire) et l'utilisation de tissus provenant d'autres parties du corps (reconstruction par lambeau). N'hésitez surtout pas à interroger votre chirurgien sur toutes les techniques de reconstruction dont vous pouvez bénéficier (y compris celles qu'il ne pratique pas).

Le type de chirurgie reconstructive choisi dépend :

- de l'étendue de la chirurgie du cancer et de la quantité de tissu retirée du sein ;
- des traitements complémentaires, comme la radiothérapie, qui peut engendrer des changements cutanés ;
- de la quantité de tissu disponible pour la reconstruction ;
- de la santé du tissu dans la région à reconstruire ;
- de la taille et de la forme de l'autre sein ;
- de votre état de santé général et de vos éventuels troubles de santé existants ;
- de votre constitution corporelle ;
- de vos préférences et de vos attentes.

Une reconstruction mammaire nécessite le plus souvent deux – parfois trois – interventions avec un intervalle de 3 à 6 mois entre chacune d'entre elles.

La première opération a pour but de reconstruire le volume du sein, la seconde à harmoniser les deux seins, afin d'assurer le résultat esthétique. La troisième qui peut parfois être groupée avec la seconde, consiste à refaire la zone de l'aréole et du mamelon.

Certaines femmes ne ressentent pas le besoin de reconstruire leur sein. Ce choix est personnel et ne justifie aucun commentaire.

Oui, ma jeune amie a fait tout ça, franchement, ça valait le coup, car elle arbore maintenant deux jolis petits seins fiers d'eux et de ce qu'ils ont subi pour en arriver là. Bien sûr elle a traversé quelques mauvais moments, mais elle s'est accrochée au résultat final, et quand je la vois revenue à ses jolies robes noires moulantes, je vous assure qu'elle assure!

Je dois cependant préciser qu'Emma était entre les mains, ô combien expertes du «King of the doudounes» de l'Institut du Sein, ce qui n'est pas le cas de toutes les femmes. Il peut même arriver qu'une reconstruction vire à la catastrophe irréversible qui empoisonnera le reste de leur vie. Alors petites chéries, soyez d'une extrême vigilance quant au choix de votre futur chirurgien/reconstructeur. N'hésitez pas à en consulter plusieurs, allez sur les forums pour discuter avec d'anciennes opérées, battez la campagne en quête du meilleur et s'il vous semble que vous en faites trop, dites-vous que ce sont vos futurs seins qui vous diront merci.

9

La chimio party

Vous allez peut-être me prendre pour une folledingue mais ça ne fait rien, j'assume et pour la peine, je vous offre en cadeau l'un des « pas moches » moments de ma maladie en souhaitant, comme pour le reste de ce livre, qu'il vous aide à booster votre moral puisque le début de votre chimio est pour bientôt. Vous égrenez les jours puis les heures avec effroi et la tension deviendrait insupportable si je n'intervenais pas immédiatement car : Zim boum badaboum, c'est moi Pipo le clown toujours présent pour les petits et pour les grands !

Je vous raconte : c'était un 9 novembre. L'après-midi, j'étais allée chez le coiffeur pour me faire couper les cheveux aussi courts que possible. J'étais moche comme un pou, mais je me disais que ça nous aiderait, mes proches, mes amis et moi, quand ils commenceraient à tomber. Dieu sait qu'à 24 heures de ma première chimio je n'avais pas l'esprit festif mais pourtant, j'avais invité tous ceux que j'aimais à ce que j'avais appelé ma « première chimio party ». Ben oui quoi, il y a bien des divorce partys et des *burning* cocktails pendant les crémations ; on ne sait plus quoi inventer pour rigoler de nos jours !

Donc, une semaine auparavant, sentant le stress dépasser la vitesse autorisée, je m'étais dit que tant qu'à le juguler avec un anxiolytique et un somnifère en suppléments de l'antidépresseur mieux valait une nuit blanche entourée de ceux qui m'étaient chers. Ils sont tous arrivés à 20 h 30, accueillis par un mélange audacieux de Caïpirinha et de rillettes/blinis. Tout le monde voulait avoir l'air en forme, rigolard et insouciant. Juste pour moi. Et moi, je voulais avoir l'air bien, rigolarde et insouciante. Juste pour eux. Soirée de dupes, mais soirée merveilleuse… À 23 heures j'ai déballé les « cache-crâne » que je leur avais demandé de m'offrir pour l'occasion et sous les flash heureusement anti-yeux rouges j'ai essayé les bonnets, les chapeaux, les foulards, les toques, le béret basque, le haut de forme pailleté avec des boules de Noël autour et la si belle couronne en vrai-faux or sertie de pierreries, tous supposés cacher ma future chauvitude. Qu'est-ce qu'on a ri, qu'est-ce qu'on a pleuré, qu'est-ce qu'on était bien ensemble ! Du coup, à l'heure de la séparation les « au revoir, bon courage, on t'aime » sur le pas de la porte sont passés comme des lettres à la poste.

Si je l'ai fait, vous pouvez le faire aussi, car je n'étais ni mieux ni pire que vous à la veille de cette première chimio. À votre tour, et surtout si vous n'en avez aucune envie, organisez votre chimio-party pour vous immerger dans un bain de tendresse et d'autodérision qui va galvaniser vos énergies. On ne vante jamais assez les pouvoirs de l'amour et de l'amitié sur la désintégration des cellules cancéreuses !

Recette de la Caïpirinha
car j'ai pensé que vous ne la connaissiez peut-être pas !

Il vous faut :
de la glace pilée,
du sucre en poudre de canne,
des citrons verts,
de l'alcool de canne à sucre.

Coupez les citrons verts en petits morceaux et placez-les dans le fond des verres que vous remplissez à moitié de glace pilée. Ajoutez ensuite l'alcool de canne à sucre et pressez les morceaux de citron pour en extraire le jus. Et hop, jetez-vous en un derrière la cravate sans oublier que l'alcool nuit gravement à la santé mais, comme dit la chanson, que c'est bon pou' le mo'al, c'est bon pou' le mo'al, c'est bon, bon, c'est bon, bon…

10

Allez, en route !

Moi qui ne suis pourtant pas végétarienne, j'ai enfin compris pourquoi mes tripes se nouaient lorsque, sur l'autoroute, je doublais un camion rempli de troupeaux vivants dont le regard, entrevu l'espace d'une seconde entre les clayettes de la remorque, exprimait la terreur du sort irrémédiable qui les attendait au bout de leur route. Oui, j'ai enfin compris parce que nous avons toutes ce même regard lorsque nous nous rendons vers notre première chimiothérapie. Dents serrées, yeux cernés et muscles tétanisés, on voudrait ne jamais arriver mais, sauf incident de rue inespéré pour retarder l'échéance, on finit toujours devant l'hôtesse d'accueil dont le parfum frais du matin ne parvient pas à couvrir celui de l'hôpital !

Si tous les abattoirs se ressemblent (enfin je suppose, n'en n'ayant jamais visité, Dieu merci) les salles de chimio, elles, ne sont pas identiques au niveau de la déco : bleues, roses, jaunes, blanches, avec des fleurettes en plastique, des affiches, des bonbons, des prospectus d'information, on sent que des efforts sont faits pour rendre les lieux coquets et accueillants comme des maternités… Autant vous dire que ça se gâte à la vue des fauteuils et des gens dessus, tous reliés à la vie espérée par des tuyaux en plastique. Chauves, enturbannés, perruqués, ils dorment ou font semblant, se regardent les uns les autres sans réelle curiosité, échangent des sourires las, se parlent à voix basse ou bien se concentrent sur des smartphones, des i-pads, des livres, des magazines, enfin tout ce qui permet d'échapper à la réalité de l'endroit. Les visages sont fatigués, creusés pour certains, mais il n'y a pas véritablement de souffrance visible. Juste une atmosphère plombée par la présence de ces poches qui se vident goutte à goutte dans les veines et font plus penser à des injections létales qu'à des potions magiques !

Voilà pour les lieux et l'ambiance générale. Passons maintenant à cette première chimio qui est vraiment, de loin, la plus difficile.

Je vous l'ai dit et vous le redis, le but de ce livre est de vous aider à traverser cette période du mieux possible mais là, malheureusement, je n'ai pas le droit de vous raconter des bobards et la moindre plaisanterie deviendrait aussi vulgaire qu'un simple raclement de gorge de Jean-Marie Bigard. D'abord, sachez qu'il n'y a que deux chimios dont vous vous souviendrez toute votre vie : la première et la dernière. Toutes les autres se banaliseront par la force des choses et, sauf événement inhabituel, se fondront dans votre mémoire.

La première parce qu'elle vous projette dans un univers inconnu marqué par la peur et la cristallisation de toutes vos appréhensions.

La dernière parce que c'est la dernière, tout simplement !

Voilà, vous y êtes. Installée sur votre fauteuil, vous épiez le moindre va-et-vient des infirmières, et lorsqu'arrive votre tour, une sueur qui commence chaude puis devient froide recouvre votre corps et le met dans un état de combustion glacée que seuls connaissent les chimiothérapiés. En grandes filles courageuses que vous êtes, vous taisez votre panique et maîtrisez vos tremblements. L'infirmière a des gestes lents et précis. L'aiguille vient d'être plantée dans le PAC (*port of cath*), ce cathéter que l'on vous a implanté quelques jours plus tôt (sous anesthésie). Elle est ensuite reliée à la perfusion, elle-même connectée à la poche de chimio. C'est alors qu'apparaît la première goutte s'apprêtant à mener le combat. Vous ne la quittez pas des yeux, terrifiée de ce qui va se passer en vous et que désormais vous ne maitrisez plus. Après, il ne reste plus qu'à attendre, une heure, ou deux, ou plus, en essayant par tous les moyens de ne pas penser à ce qui se passe. Il n'est d'ailleurs pas impossible que cette première injection vous plonge dans un profond sommeil qui épargnera vos nerfs tendus à l'extrême. Pour connaître la suite des événements, il faudra attendre quelques heures et c'est en général une fois rentrée à la maison que vous découvrirez les raisons pour lesquelles vous redoutiez le début du traitement. Dans la longue liste des effets ô combien indésirables, je tiens quand même à vous rassurer : en principe, vous ne les aurez pas tous ! Sachez qu'il existe maintenant de puissants anti-nausées injectés avant la chimio, lorsque le protocole médicamenteux l'autorise et qui sont d'une grande efficacité. Les acupuncteurs et les homéopathes peuvent aussi vous aider en amont : ils appliquent des méthodes douces qui valent le coup d'être tentées. Attention : j'ai bien parlé d'acupuncteurs et d'homéopathes, pas de guérisseurs, rebouteux ou marabouts qui vous précipiteraient dans des dangers irréversibles. Si vous échappez aux vomissements, tant mieux c'est toujours ça de gagné, mais sachez que vous n'échapperez pas aux troubles hépatobiliaires, aux malaises glycémiques, aux dégoûts ou aux fringales, aux aphtes, à l'assèchement des muqueuses, aux irritations cutanées, aux migraines, aux essoufflements, et surtout, à l'incommensurable fatigue commune à tous les malades durant leur cure. Quand je dis fatigue, ne pensez pas à celle que vous ressentiez après une journée harassante, lorsque vous vous jetiez sur votre canapé, balanciez vos chaussures et vos clés de voiture n'importe où en prévenant la famille que : « ce soir c'est pizza pour tout le monde et est-ce qu'une âme charitable pourrait m'apporter un verre ? ». Non, là c'est une fatigue d'une autre dimension, comme vous n'en avez jamais connue, qui s'écrase contre votre poitrine, pénètre au fin fond de chacune de vos cellules, vous plaque contre les murs, rend presque impossible le moindre mouvement, coupe le souffle, oppresse les poumons, enserre la gorge, martèle la tête ; un truc de dingue dont je préfère vous prévenir parce que ça met un peu la panique et que nous n'allons pas nous cacher la vérité entre nous.

C'est vrai, la première chimiothérapie est une épreuve redoutée et redoutable. Si, jusqu'à cette date, vous aviez réussi à sauver la face, vous plongez là pour de vrai au cœur de la maladie et du traitement qui va avec. En quelques heures, vous devenez une personne différente des autres, soudainement précipitée dans un état d'extrême fragilité. Et puis vous être vue sur ce fauteuil médical, au milieu d'autres malades, vous a obligé à admettre une fois pour toutes que vous aviez un vrai cancer. Cela peut paraître curieux mais c'est ainsi, et beaucoup vous diront que c'est à la première chimio qu'elles ont véritablement pris conscience de leur état. Alors, évidemment, s'ensuivent des bouleversements qui s'entrechoquent dans votre tête et modifient vos comportements. Vous auriez, par exemple, envie de dire aux gens que vous faites une chimiothérapie et qu'il ne faut plus vous bousculer dans la rue ni vous insulter si vous conduisez comme un pied. Vous voudriez que le jeune homme assis dans l'autobus comprenne que vous respirez mal et qu'il vous cède sa place parce que votre corps est bourré de molécules qui balayent votre intérieur à la paille de fer ! Vous avez envie de pleurer ou de vomir, vous avez besoin d'un sourire, d'un baiser, d'un regard gentil, là tout de suite, pour vous donner le courage de tenir sur vos jambes jusqu'à la maison. Vous vous sentez minable, miteuse, moche, mouizarde, fragile, abandonnée. Mais pas question de vous livrer à un *coming out* devant tout le monde ; le cancer fait encore honte aux malades et peur aux autres. Alors vous regardez les gens avec envie en pensant qu'ils ne profitent pas assez de leur bonheur d'être en bonne santé, mais au fond, sait-on jamais de quoi est faite la vie des autres ?

En tout cas, à ce stade, vous avez encore tous vos poils et, croyez-moi, ce n'est pas rien !

Vous me dites à juste titre que ce chapitre n'est pas rassurant et que vous ne voyez pas ce qu'il peut y avoir de « moins moche » dans l'état des lieux que je viens de dresser pour vous. OK, ce n'est pas faux mais je n'ai pas dit non plus que c'était toujours facile !

Et pourtant, je vous ai quand même trouvé une petite compensation : lors d'une chimio, la peau devient extrêmement sensible, presque à vif et douloureuse. Alors, si vous partagez votre lit avec une personne aux mains douces, mentez lui – une fois n'est pas coutume – et faites-lui croire que l'on vous recommande les caresses thérapeutiques destinées à apaiser chaque soir les tensions et les picotements de l'épiderme. J'imagine difficilement un être aimant capable de vous refuser ça et tant pis si c'est un vilain mensonge car dans l'instant, ce qui compte c'est votre bien-être. Si vous vous débrouillez bien et que vous êtes suffisamment convaincante, ces mains se voyant investies de pouvoirs subliminaux, caresseront votre corps avec tendresse et respect pendant toute la durée de votre chimiothérapie. Vous vous glisserez ainsi chaque soir dans votre lit, sourire aux lèvres, réclamant votre « traitement », et repoussant à très loin la perspective du jour où guérie, votre tour sera revenu de le papouiller, lui, pendant des heures : «ici, non là, plus haut, plus bas… ». Dans l'immédiat, les yeux mi-clos, vous savourez la prescription. Alors, merci qui ?

Dans la chronologie du mal-être chimiothérapique, il y a quand même un autre plaisir qui se traduit par le mieux-être de la troisième semaine, lorsque vous suivez un protocole de 21 jours entre chaque cure. Ce sont alors 7 jours durant lesquels, après les 14 précédents totalement pourris, vous vous retrouvez à peu près vivante. Le rose aux joues réapparaît légèrement, vous réussissez à marcher dans la rue, vous vous arrêtez même devant des boutiques : c'est le temps d'un semblant de vie retrouvée et des globules vibrionnantes comme de petites abeilles excitées par la cortisone qui vous est injectée à doses pharaoniques. On vous dit de faire attention aux microbes, de ne pas vous exposer à la fatigue, mais pas question de laisser passer ce regain de vigueur passagère.

Dès la deuxièmes séance, vous prenez vos marques dans le service de chimio et vous vous étonnez de constater à quel point la nature humaine a vite fait de se créer des repères même si ceux-ci n'ont rien de commun avec ceux qui vous lient à votre vie quotidienne. Ici, il s'agit plutôt de localiser les WC à gauche, de trouver la bonne méthode pour s'y rendre en faisant rouler la perfusion sans tout casser au passage, le bureau de la secrétaire à droite en entrant pour les prises de rendez-vous, le fauteuil de chimio près de la fenêtre qui donne sur la verdure, la machine à café au fond du couloir – malheureusement en panne une fois sur deux – et, je garde le meilleur pour la fin, l'observation des autres malades. J'aurais tendance à dire qu'ils se classent en deux grandes catégories : les gracieux et les grincheux. Les gracieux ont un visage pâle et fatigué mais avenant, se comportent gentiment avec les infirmières et font l'effort de s'arranger un peu avant de venir, ce qui, vous le savez, n'est pas toujours évident. Les grincheux, à l'inverse, sont tassés dans leur coin, la mine renfrognée, le regard mauvais et sont fagotées comme l'as de pique. Ils semblent en vouloir à la terre entière. On jurerait que tout ce petit monde ne souffre pas de la même maladie. Les uns parcourent, accablés, un inexorable chemin de croix, tandis que les autres gravissent vaillamment leur petit sentier vers la guérison. Autant vous dire que je vous classe d'emblée dans cette catégorie-là et que je vous vois d'ici vous obliger, chaque matin de chimio, à ne pas vous prendre pour une martyre, que les autres n'ont pas cessé de compter pour vous et, qu'assise sur le rebord de la baignoire, vous faites l'énorme effort de mettre un peu de blush et de gloss et de quitter à regret votre vieux jogging gris si confortable pour un vêtement convenable mais sans chichi, parce que, très franchement, vous n'êtes pas du tout dans votre période « dis chéri, comment tu me trouves dans cette petite robe ? ». Résultat : avenante et propre sur vous, vous vous faites des copines de chimio. Au début, évidemment, vous parlez de vos cancers respectifs ; je serais tentée de préciser que vous pouvez enfin en parler vraiment, c'est-à-dire sans retenue, sans faire attention à ne pas inquiéter vos proches et en partageant avec vos semblables ces ressentis qui, au dehors, vous plongent dans la solitude du silence. Ensuite, vous échangez vos avis sur le chirurgien, l'oncologue, les infirmières et l'ensemble de votre environnement médical. Une fois tout cela évacué, vous commencez à vous sentir bien ensemble et vous vous arrangez avec la secrétaire pour caler vos rendez-vous en même temps. À vous maintenant la complicité revigorante des « copines de chimio », comme on les appelle. Le temps de vos cures, vous redevenez des gamines, découvrez même parfois un bon vieux fou rire si peu envisageable en un tel lieu et un tel moment ! Vous échangez des conseils, des adresses, des trucs, des lectures, peut-être même vous téléphonez-vous entre deux séances. Lorsqu'il existe, ce lien amical est un cadeau du ciel qui peut vous aider au-delà de tout, car vous le savez comme moi :

Il n'y a qu'une personne atteinte d'un cancer pour savoir ce que c'est que d'avoir un cancer.

Ce que deviennent ensuite ces amitiés ? Généralement, elles s'évanouissent une fois la boucle chimio bouclée, car chacune d'entre vous a la volonté farouche d'effacer toute trace concrète de ce passage qui ne laisse pas que des bons souvenirs.

11

À poil tout le monde !

Il paraît que certaines chimiothérapies ne font pas tomber les cheveux. Pas la mienne en tout cas et peut-être pas la vôtre non plus. Alors, « petites sœurs des chauves », bavons-en ensemble car le passage s'avère difficile !

Si, comme vous êtes en droit de l'espérer, votre oncologue se comporte en personne honnête et transparente, il vous a prévenu avant la prémière chimio que vous alliez perdre vos cheveux « dans 21 jours exactement ». Vous vous êtes alors écrasée sur votre chaise parce que le Ciel tout entier vous tombait sur la tête. Devenir chauve vous paraissait être une impossibilité absolue et le regard compatissant du médecin n'apaisait en rien la terreur de cette perspective. Au contraire, il la rendait inéluctable et c'était encore pire.

Je voudrais vous dire que pleurer, crier, implorer qu'on ne vous fasse pas ça, à vous, ne sert à rien mes douces chéries ; on va vous le faire quand même et, comme prévu, dans 21 jours pile poil, si je peux tenter ce jeu de mot minable, vous n'aurez plus un poil sur le caillou. Comme il ne se passera rien sur votre tête pendant 18 jours, vous ricanerez en vous disant que ce nigaud de toubib s'est trompé et que vous êtes en train d'échapper au désastre. De temps en temps, c'est-à-dire, à peu près toutes les 3 minutes, vous tirerez quand même sur une mèche pour vous assurer qu'elle résiste. Au 20e jour, le cuir chevelu commencera à vous picoter. En quelques heures seulement il deviendra douloureux comme si des mains invisibles tentaient sans relâche de vous arracher des cheveux par-ci par-là. Au matin du 21e jour, vous serez réveillée par des centaines d'aiguilles piquées dans votre crâne. Vous vous gratterez rageusement, au comble de l'horripilation et c'est alors que débutera le cauchemar. Vos cheveux cèderont sous vos doigts, mèches après mèches comme des branches de bois mort. Plus vite vous les arracherez, moins votre cuir chevelu aura mal. Alors, pour faire cesser la douleur, sous l'emprise d'une rage dévastatrice, vous vous livrerez à votre propre massacre, en tirant des mèches entières, vite, vite, encore et encore, jusqu'à ce qu'il ne vous reste plus que quelques poils grotesques et misérables, mais indolores. Là, oui vraiment, il faut le dire, vous serez au plus profond du désespoir.

À cette étape si difficile, je ne vois rien à dire qui puisse adoucir le chagrin de la chauvitude, sauf peut-être de faire les comptes et de calculer combien vous allez économiser en frais de coiffeur pendant plusieurs mois… c'est une maigre consolation mais ça fait pas mal d'argent si, comme moi vous ne vous refusez rien dès que vous vous glissez sur le fauteuil massant et que votre shampouineuse, tout en vous papouillant la tête, vous propose les crèmes, les huiles et les baumes qui font la gloire du Salon. Je vous suggère d'ouvrir une cagnotte avec les sous non dépensés parce qu'à l'instant précis ou un cheveu réapparaîtra, c'est-à-dire trois semaines après la dernière injection de chimio, vous pourrez aller les claquer à toute volée !

Chez certaines, cette chauvitude peut virer à l'obsession, ce qui je l'avoue, fut mon cas. J'ai tellement détesté mon pauvre crâne de vieux moineau déplumé, que même à la maison j'ai porté jour et nuit un bonnet de cotonnade bleuâtre, sûrement pire encore que ma boule à zéro et qui me valut d'être tendrement appelée « la Schtroumpfette » par mon mari.

C'est ici que vous entrez dans la longue période des turbans, des bonnets et des perruques, car il n'est pas question de sombrer dans l'exhibitionnisme de quelques femmes, rares heureusement, qui font de leur tête glabre une sorte de fait d'armes en l'exhibant au regard de tout un chacun. Si vous optez pour les foulards auréolant votre visage, vous deviendrez vite un as du nouage de turban qui vous donnera des airs de Sultane et surtout ne risquera pas de s'envoler. Personne ne se doutera de rien, mais, en revanche, on pensera que vous venez de vous convertir à l'Islam ou au Judaïsme si vous ne l'étiez déjà, et ça cancanera dans l'arrière-boutique de votre boulangère ! Les bonnets et chapeaux seront également parfaits, à la condition que tout cela se passe en hiver. Sinon, en été, optez pour le Panama très « über chic » ces temps-ci mais vissez-le jusqu'aux oreilles si vous prévoyez des vacances en Bretagne ou en Irlande.

Au chapitre de la perruque, alors là, je vous demande la plus grande attention, car c'est tout l'un ou tout l'autre : soit vous êtes encore mieux qu'avant avec une couleur et une coupe géniales qui vous rajeunissent, soit vous ressemblez à Mamie Frouquette après son indéfrisable !

Histoire perso : Je ne résiste pas au plaisir de vous raconter l'anecdote. Refusant à tout prix d'aller exposer ma tête d'oeuf dans un institut, j'avais choisi ma « prothèse capillaire » sur Internet. Un modèle superbe, dans ma couleur, coupe mi-longue lisse et au carré avec un mouvement de mèche qui revenait sur la joue : la coiffure dont je rêvais mais que, du temps où j'avais des cheveux dégradés, Karine ma coiffeuse ne parvenait pas pas me faire. Arrive le Colissimo et là, oh mon Dieu, la chose en poils tapie au fond d'un sac plastique ressemblait à un lapin mort. J'eus beau la secouer en tous sens pour remettre la coupe en place, comme l'indiquait la notice, le lapin restait mort, même sur ma tête ! J'étais grotesque et j'avais cent ans...

Alors parlons de la perruque et du long moment de solitude vendu avec lorsque vous l'arborez pour la première fois dans un environnement familier.

Sachez qu'une perruque, aussi belle soit-elle, fait toujours prothèse capillaire sur une tête chauve. En plus, posée à nu, sans aucun point de fixation, elle glisse d'avant en arrière ou de droite à gauche au gré de vos mouvements de tête. Bien sûr, elle a des élastiques mais ils se détendent dès que vous transpirez. La situation n'est alors plus maîtrisable et il se peut qu'entrant à 12 h 30 dans un restaurant mal climatisé la tête haute et le front dégagé, vous attaquiez le pavé de cabillaud à l'écrasée de pommes de terre à 13 h 10, la tête basse et la perruque quasiment devant les yeux ! Je voudrais aussi vous dire que la perruque est malheureusement le signe distinctif des malades du cancer. Si tant est que nous ayons besoin de nous reconnaître entre nous, une paire de stilettos à semelle rouge, remboursée par la Sécurité Sociale, ferait mieux l'affaire comme signe de ralliement qu'une perruque en cheveux de pauvre paysanne chinoise, colorés en moche et coupés à la serfouette. À cela vous me répondez qu'une paire de souliers n'a pas précisément la même utilité, ce qui n'est pas faux, mais ça fait beaucoup plus plaisir, surtout quand vous sentez le regard des autres femmes oublier votre tête pour glisser jalousement vers vos escarpins de princesses !

Petite annonce pour après

À vendre, très bon prix, et même donnés si nécessaire, vaste collection de foulards indiens, 1 bonnet tricoté par ma meilleure amie, 1 chapka doublée vraie fausse fourrure, 1 Panama et 1 béret feutre rouge…

Mais ce n'est pas tout…

À vendre également perruque de mémère dite « prothèse capillaire » remboursée par la sécurité sociale, jamais portée !

Je voudrais clore ce chapitre en clamant « fermez-là s'il vous plaît » à l'immensité de crétins mâles et femelles auxquels vous dites, les larmes aux yeux, que vous avez perdu tous vos cheveux et qui vous répondent immanquablement d'un air enjoué en vous tapotant l'épaule :

« T'en fais pas, ça repousse, et en mieux il paraît.. »

Je ne leur souhaite évidemment pas de connaître ça un jour, mais simplement d'imaginer juste une seconde, avant de balancer leurs banalités, ce que représente pour une femme la perspective de plusieurs mois de cette pauvre honte et de ces cache-misères pour ne pas offenser le regard des autres. Que les cheveux repoussent, ça on le sait, et on fêtera leur retour le moment venu, mais là, maintenant, à part se lustrer le crâne pour qu'il brille les nuits sans lune, on vit ça comment ?

Pour information, et parce que je rouve cette initiative formidable, sachez qu'il existe sur Facebook l'association Fééminité qui récupère les perruques et les foulards utilisés pour les distribuer gratuitement aux malades nécessiteuses.

12

Et la foufoune, on n'en parle pas ?

Oh si, on en parle et que celles qui, au moins une fois dans leur vie, n'ont pas été tentées de se raser la foufoune juste pour voir comment elle était devenu avec le temps, me le jurent sur leurs porte-jarretelles rouges de Saint-Valentin. Dans la mesure où le ticket de métro, le point d'exclamation ou le petit cœur, là, sur le pubis, font déjà fureur pourquoi ne pas oser la totale afin de découvrir ce qu'ont bien pu devenir vos « minouchettes » de petites filles après les tumultes de la vie ?

Rasoir, crème épilatoire, laser ? Plus la peine d'hésiter ; la question est réglée par Monsieur Cancer, le roi de l'épilation intégrale. Sans douleur, sans violence et gratuitement, il vous fait un boulot épatant dont vous découvrez la qualité un matin sous la douche lors de votre toilette intime. Plus un seul poil. Rien. Juste un doux renflement lisse comme du satin sous votre main stupéfaite par ce contact. Comme si, en une nuit, l'armée des petits poils avait décidé de lever le camp pour vous faire la surprise d'une peau aussi tendre et douce que « quand vous étiez petite ». Mais ce n'est pas tout ! L'autre surprise vient de la fente bien droite et bien nette que vous découvrez dans le miroir. Vous imaginiez à tort que sous la masse crépue de vos poils de pubis se cachait une créature vivant sa propre existence et sûrement amochée par l'âge, les accouchements et les folies sexuelles. Or, c'est tout le contraire. Débarrassée de cette touffe encombrante dont je me dis aujourd'hui combien elle doit être inconfortable pour un homme pratiquant le cunnilingus (et le réussissant ce qui est une rareté !), vous vous sentez nue comme un ver, certes, mais aussi extraordinairement propre et en parfaite conformité avec le besoin de pureté que vous éprouvez en cette période où les médicaments et la présence de la « bestiole » vous donnent le sentiment d'être tout le temps souillée de l'intérieur.

Dans cette Ode à la Foufoune dépoilée, pensez que si un artiste peintre vous demande de poser pour lui, vous allez pouvoir offrir à la postérité la vision rare et fantasmatique d'un sexe glabre autrement plus engageant que le tas de gélatine velue dont Gustave Courbet offrit la vision écœurante à des gamins pubères sûrement devenus homosexuels à cause de ça…

Bref, et pour en finir avec la foufoune, vous avouerez qu'il est quand même rassurant de découvrir que malgré les enfants, les épisiotomies, les strings, les collants trop serrés et les pénis à taille-variable, vos sexes ont su conserver une juvénilité que pourraient leur envier leurs homologues masculins !

13

90 ans : l'âge d'une maturité prématurée

S'il y en a une qui a dû en baver jadis, c'est bien ma pauvre maman de 90 ans que j'envoyais balader dès qu'elle geignait sur son âge, sa santé et ses douleurs.

« Tu verras, me disait-elle alors, quand tu seras vieille, tu comprendras… crois-moi, ce n'est pas drôle ! ».

Je ne manquais pas de lui rappeler sèchement qu'elle ne manquait de rien, qu'elle avait toute sa tête et qu'elle devrait remercier chaque jour le bon Dieu d'être encore là. Et puis, comme vous, j'ai chopé le cancer et j'ai compris petit à petit, comme vous aussi je suppose, ce que c'était que d'habiter un corps de 90 ans pour monter quelques marches, faire trois pas dans la rue ou se lever d'une chaise.

Vous, les pétulantes, les toujours prêtes à repeindre le salon, à vous inscrire au Pilate ou à recevoir les copains le dimanche à la campagne, vous voilà écrasées au fond de votre canapé, tentant de puiser la force de le quitter pour aller chercher un verre d'eau dans le frigo. Vos muscles sont inertes, votre esprit aussi et tenir les yeux ouverts représente un effort que vous ne parvenez pratiquement plus à fournir. La vieillesse et le vide sont entrés dans votre corps, et s'il vous reste encore assez d'énergie pour faire votre lit le matin, vous ne pensez en fait qu'au moment où vous vous y effondrerez le soir. Parler vous épuise, entendre les autres parler vous épuise aussi. Le souffle est court, la voix presque inaudible, vous dormez des heures entières, votre état d'épuisement et de faiblesse est indescriptible. Parfois même il vous semble que la vie est en train de vous quitter sans que vous ayez envie de la retenir tant vous êtes au bout du rouleau. Heureusement, votre vaillant petit corps finit par reprendre le dessus et une fois de plus, il a raison des bombes nucléaires que l'on vous injecte. Faut ce qu'il faut les filles : soit on vous zigouille les métastases et ça vous met minable, soit on ne fait rien et c'est plié, pesé, emballé ! Alors oui, pour le moment, vous avez 90 ans, vous avancez comme une vieillarde et vous vous affalez sans souffle sur le premier banc rencontré dans la rue. Il en sera ainsi jusqu'à la fin de la chimio qui semblera durer une éternité, mais qu'il n'est pas question d'arrêter, même si l'envie se fait insistante certains jours.

Mais dans la chimio il n'y a pas que du « très moche »

Tellement émus par votre dégaine chancelante, votre vulnérabilité et vos yeux creusés, ceux qui vous aiment, deviennent vous-même. Enfants, mari, voisins, amis se partagent les tâches qu'avant vous assumiez sans la moindre peine, mais pour lesquelles vous vous trouvez momentanément inaptes. Si vous êtes des malades fréquentables, je veux dire par là si vous vous comportez avec retenue, si vous ne vous plaignez pas constamment des mille et un bobos collatéraux qui pourrissent votre vie mais n'ont pas de raison de pourrir celle des autres, si vous n'envahissez pas l'espace de vos déprimes, vos angoisses et vos lamentations, alors là mes chéries, qu'est-ce qu'on va vous choyer ! L'amour des autres, enfin palpable, va vous entrer par tous les pores de la peau, se glisser dans vos veines, se fondre dans vos petites cellules pour leur apporter cette autre force dont elles ont aussi tellement besoin pour résister.

Il y a aussi du «pas mal»

Une fifille ou un fiston qui vous appelle tous les jours et accourt à la moindre inquiétude, qui vous caresse la tête (j'allais écrire les cheveux...), vous apporte des petites fleurs et dépose, comme une poignée de plumes sur vos épaules, ce bel amour enfant-mère si souvent malmené depuis l'adolescence jusqu'au jour de La Grande Peur.

Un mari ou un compagnon touché par la grâce qui prépare tendrement vos plateaux-repas – en oubliant presque tout mais ce n'est pas grave- qui redresse vos oreillers, ne vous dit pas que vous avez une mine de déterrée, observe en douce le moindre de vos gestes et vous rappelle chaque soir avant d'éteindre qu'il vous aime et qu'il est sûr et certain que vous allez guérir.

Votre meilleure amie qui vous inonde d'attentions, de livres, de DVD et de CD que vous entassez en cachette sous votre lit car vous n'avez aucun pouvoir de concentration.

Et enfin, un traitement très lourd qui vous offre quand même pour se faire pardonner l'inestimable cadeau de tant d'amour, d'attentions et de tendresse autour de vous !

Malheureusement, si vous vivez seules cet hymne à l'amour est totalement déplacé. Je serais quand même tentée de vous conseiller la présence d'un petit animal vivant à qui parler et pour le confort duquel vous ne devrez pas lâcher prise. Evitez toutefois le chien qui vous tente tellement parce que quatre promenades par jour, pour le moment, ce n'est pas gérable. L'oiseau est idéal, et le poisson rouge n'a aucune conversation, ce qui n'est pas si mal, au fond. Enfin, si cette solitude vous dévaste, allez vite surfer sur le Net à la recherche de sites, de blogs et de forum afin de partager avec d'autres malades vos moments de détresse et vos besoins de tendresse. Vous serez surprise de la chaleur de ces échanges. Ils existent par centaines, mais méfiez-vous quand même, car si certains requinquent le moral, d'autres ne sont que de tristes litanies des malheurs des uns et des autres.

J'ai notamment relevé pour vous sur Facebook :

- cancer du sein ;
- ensemble contre le cancer ;
- cancer et partage.

Les sites des grandes associations (Ligue contre le cancer ou ARC, Institut Curie) font un travail magnifique d'accueil, d'information et de conseils. Je pense entre autres à :

ligue-cancer.asso.fr
arc.asso.fr
fnclcc.fr
courrier@psychisme-et-cancer.org

Je ne saurais évidemment pas oublier l'Association « Etincelle - rester femme avec un cancer » créée par ma grande amie Josette Rousselet Blanc, afin d'offrir aux femmes atteintes d'un cancer l'indispensable réhabilitation de leur féminité avec le concours d'esthéticiennes, de coiffeuses de conseillères en beauté : etincelle.asso.fr

Pour compléter ces infos, je vous signale aussi l'existence d'un magazine dont vous avez sûrement déjà entendu parler. Il s'agit du *Rose Magazine*. Distribué gratuitement dans les hopitaux, les pharmacies et dans les innombrables lieux de santé, *Rose Magazine* est conçu, écrit et illustré comme un magazine grand public, rempli d'infos, de conseils et de reportages qui pourraient même, tant ils sont attrayants, faire oublier, le temps de la lecture, qu'il s'agit du cancer !

Vous pouvez aussi consulter leur site : rosemagazine.fr.

14

Il faut manger pour revivre

Avant d'apprendre votre maladie, il est probable qu'en matière de bouffe, vous avaliez de tout et de rien, comme tout le monde, sauf les végétariens à teint vert et à sandalettes. C'est fini-ni-ni. Votre nourriture devient maintenant le « naturocament » de votre cancer : il est urgent de la prendre au sérieux et ce n'est pas David Servan-Schreiber, même de là-haut, qui me donnera tort. Si vous êtes en pleine chimio, rien n'est possible et ce n'est vraiment pas le moment de bâtir un programme alimentaire. Entre nausées, vomissements, envies et dégoûts, c'est le grand bal du n'importe quoi et l'anarchie alimentaire ! En revanche, après la chimio, c'est une autre affaire, car vous vous dirigez vers un nouvel état de pensée et de comportement dicté par votre subconscient, comme si un gourou vous murmurait des mantras à l'oreille :

- Mange propre.
- Nettoie ton intérieur.

- Change ta façon de t'alimenter.
- Pense à ce que tu manges quand tu le manges.
- Prends le temps de mastiquer 39 fois chaque bouchée.
- Cuisine-toi des légumes, des compotes, des vrais plats.
- Éprouve du plaisir en mâchant, en avalant et même en faisant ton rototo.
- Mets du beurre cru sur ta tartine et ne le fais plus noircir dans une poêle.
- Oublie pour toujours (même si c'est difficile parce que tu adores ça) les pizzas, les donuts, les cheeseburgers et tout ce qui se boit en t'apportant 0 % de calories mais de l'aspartam, des colorants, des conservateurs, des stabilisants et des arômes artificiels.
- Ne sombre pas non plus dans l'excès de bouffe bio tristounette parce qu'on n'a jamais vu une assiette de Quinoa agrémentée d'une rondelle de radis noir remonter le moral des troupes !

Bien au-delà d'une lubie, votre corps a besoin de ce changement de régime. Votre foie, votre pancréas, vos papilles réclament des nourritures saines que vous êtes heureuse de leur apporter, car vous ressentez leurs bienfaits non seulement dans vos organes mais aussi dans votre cerveau. Disons, pour faire court, que vous redevenez maître du jeu parce que votre santé dépend aussi de ce que vous lui administrez, Vous, par la bouche. Et puis, même si votre silhouette n'est pas la priorité du moment, vous voyez les fameux « kilos chimio » peut-être accumulés ces derniers temps, fondre à vue d'œil. Avouez que c'est quand même bon à savoir !

15

Les « infréquentables »

Vous aurez beau partir vivre sur l'archipel des Tuamotou, ou plus sobrement vous enfermer chez vous à double tour, voisins, collègues, cousins par alliance et autres connaissances plus ou moins proches finiront par apprendre que vous avez un cancer et, dès lors, vous n'échapperez plus à leurs avis sur la question. S'il est donc une période propice à l'évitement de ceux qui, souvent sans mauvaise part, risquent d'achever de vous pourrir une vie déjà blette, c'est bien celle-ci. Sans me vanter, je crois avoir fait pour vous un sacré bon boulot, puisque ma propre expérience m'a permis de répertorier ces enquiquineurs, d'en dresser une liste et de vous permettre ainsi de prendre vos jambes à votre cou dès que l'un d'entre eux se profile à l'horizon. Donc, courage, fuyez si vous apercevez de loin :

Les « ma belle-sœur a eu ça aussi »

Ce sont de très loin les plus nombreux. Qu'il s'agisse de leur belle-sœur ou de toute autre personne de leur connaissance, ils ne vous lâchent pas tant qu'ils ne vous ont pas raconté l'opération, le traitement et le résultat final. Dans le meilleur des cas, si l'intéressé(e) s'en est sorti(e), ils vous tapent sur l'épaule en vous disant « de ne pas vous en faire », dans le pire, ils vous conseillent de vous accrocher « parce que le moral, c'est important… ». Mais ce qui est certain dans tous les cas, c'est qu'ils n'écoutent pas un mot de ce que vous auriez pu avoir envie de leur dire, trop absorbés qu'ils sont par leur vécu de la maladie d'une autre personne.

Les « je m'y connais »

Ils n'ont évidemment pas fait leurs études de médecine mais ont un passé de délégués médicaux, représentants en pharmacie ou employés à la Sécurité sociale qui leur octroie la légitimité de quelques notions dont ils se gargarisent à la première occasion. Autant vous dire que vous êtes pour eux un cas de prédilection parce que votre cancer, pensez s'ils le connaissent !

Vous n'avez pas été opéré par le Professeur Untel ? Dommage, c'est le meilleur.

Vous faites votre chimio à tel hôpital ? Dommage, il paraît qu'ils ne sont pas formidables là-bas.

Ils n'ont jamais entendu parler de votre oncologue ? Bizarre, ils ont tous les noms des « grands pontes » dans leur fichier perso.

Et sinon, vous avez vos scanners ? Ils aimeraient bien y jeter un coup d'œil, juste comme ça pour se faire une idée…

Non mais je vous jure, il y a des baffes qui se perdent parce qu'avec leurs airs pédants et leur belle assurance, ils sont en train de vous déstabiliser. Du coup, vous commencez à vous dire que vous avez peut-être fait de mauvais choix et que l'équipe médicale en laquelle vous aviez pleine et entière confiance n'est qu'une bande de bras cassés qui vous mène à la catastrophe.

Les « voyeurs sains »

Comme pour les accidents de voiture : tout le monde veut voir mais là, c'est vous qui êtes dans le fossé sous le regard gourmand des autres qui, tout en compatissant, ne peuvent pas s'empêcher de vous épier à la dérobée, surtout si vous avez mauvaise mine, plus un cil et un bonnet enfoncé jusqu'aux yeux. Pas besoin de lire dans leurs pensées pour deviner qu'avec une tête pareille ils ne vous en donnent plus pour très longtemps, ce qui, vous en conviendrez, est assez déplaisant. Si vous voulez faire pareil que moi et vous payer une bonne tranche de rire intérieur aux dépens de ces faux-culs, prenez l'air le plus naturel possible et retirez votre cache-crâne en leur disant « vous voulez voir comment ça fait en-dessous ? ». Alors là MDR… Rien que pour leur tête, ça vaut le coup d'être chauve au moins une fois !

Les « collants poisseux »

Vous allez dire que je vois le mal partout mais je vous promets qu'ils existent bel et bien ces gens avec lesquels vous entreteniez de vagues relations mais qui, du jour au lendemain, apprenant votre maladie par la concierge ou la boulangère, viennent vous coller à la peau. Vous devenez en quelque sorte leur petit Téléton personnel ! Pas une semaine, et parfois même, pas un jour, sans qu'ils vous appellent plusieurs fois, de préférence à l'heure où ils vous réveillent de votre sieste, sous prétexte de ne pas vous déranger pendant vos repas, et vous demandent pour la nième fois comment vous allez, si vous avez mal quelque part, si vous avez besoin de quelque chose, si vous dormez bien, si une petite visite vous ferait plaisir, si vous préférez une promenade etc. Plus ça dure, plus vous devenez désagréable et plus vous avez envie de raccrocher, mais vous vous retenez parce que, fine psychologue, vous avez compris que ces gens-là s'accrochent à leur bonne action comme à la bouée de secours qu'ils croient vous tendre. Vous leur donnez bonne conscience, et le soir en éteignant leur lampe de chevet ils poussent un soupir de satisfaction en pensant qu'ils sont formidables, ce qui est peut-être vrai, après tout ! Avec la « cancéreuse de service », le paralytique, le chien maltraité ou la vieille tante solitaire que certains invitent à Noël puis raccompagnent à son petit logis lorsque la fête est finie, la laissant jusqu'à l'année prochaine entre ses quatre murs mal chauffés avec Julien Lepers, ils ont « leurs malheureux » et peuvent dormir tranquilles ! Ces bestioles sont à chasser de votre vie « comme les morpions sur les couilles du Pape », autre expression de ma grand-mère qui avait décidément une vision hyper réaliste de l'intimité cléricale…

Les « s'en va-t-en guerre »

Ces gens-là me pourrissent la vie depuis que je suis malade. Vous allez tout de suite comprendre où je veux en venir. Qui d'entre nous, en effet, n'a pas entendu, dix fois, cent fois, je cite :

- Bats-toi.
- Il faut que tu luttes.
- Ne baisse pas les bras.
- Tu dois avoir du courage.
- Sois combative.

Et toute autre formule guerrière qui laisserait entendre que la lutte entre vos cellules et vous ne passe que par les armes. Alors je dis « taisez-vous et ne nous cassez plus les pieds » parce que lorsque l'on est devenu un pauvre légume écrasé sur un oreiller, le souffle court, le cerveau embrumé et le corps épuisé par les traitements, le salut repose infiniment plus sur un repos réparateur que sur une déclaration de guerre pour bouter l'ennemi hors de nous. Avant oui, après oui, mais pendant la chimio et/ou la radio il faudrait que les gens nous fichent la paix avec leur instincts grégaires et sachent qu'il ne nous reste que la force de subir, et encore... Heureusement après on repart, non pas en guerre mais en vie, pour de nouvelles aventures et alors là, oui, nous nous battons pour gagner, tel Attila à la conquête de... de quoi déjà ?

Les « malades bien pires que vous »

Ceux-là, heureusement, ne courent pas les rues puisqu'ils sont à l'hôpital où vous risquez de les rencontrer dans une salle d'attente et là, retenez-vous de faire un malheur ! Après vous avoir demandé pourquoi vous étiez ici afin d'entamer la conversation, et bien qu'apprenant que vous aviez un cancer, ce qui n'est quand même pas de la gnognotte, ils surenchérissent aussitôt pour que leur fracture du troisième métatarse devienne « le cas unique dans les annales du service ». Vous verrez que vous finirez grâce à eux par vous sentir minable avec votre pauvre petit cancer, ce qui, finalement, n'est pas plus mal, bien que ces imbéciles aient un incroyable pouvoir de nuisance.

« Les ex' qui ont toujours un pet de travers »

Il paraît qu'une fois guéri de son cancer, on vit à l'écoute de son corps et que l'on redoute sans cesse le moindre petit signe d'une éventuelle rechute : c'est un ex- qui m'a dit ça. Un ex-malade, je précise. Peut-être est-ce vrai, mais alors la vie devient invivable ? J'ai dans l'idée malgré tout qu'il y a des races d'ex-malades geignards, comme il y a des races de guéris triomphants, et que les premiers ont plus facilement des pets de travers que les seconds. Je vais vous aider à fuir ces ravageurs de moral qui vous harcèlent de leurs propres inquiétudes. Virez-les sans pitié ! Raccrochez s'ils appellent, n'ouvrez pas s'ils sonnent à la porte, ne lisez jamais leurs mails où leurs sms, il ne faut plus qu'ils rôdent dans votre environnement. Rien n'est plus dévastateur pour vous que leurs suspicions de récidives, leurs angoisses de métastases baladeuses et leur affolement au moindre mal de tête, alors que vous, justement, avez décidé de sortir de la maladie et, si possible, de ne plus jamais y retourner.

Au final, les infréquentables représentent beaucoup de monde, et je vous engage à ne pas mégoter sur ce dégraissage salutaire qui vous permettra de vivre des jours paisibles à défaut d'être heureux dans l'immédiat.

16

Petits remèdes contre grands bobos

Quand ça va mal, c'est que ça va très mal et quand ça va bien, c'est que ça ne va pas trop mal. Cela veut dire que durant cette longue période de maladie, ni vous ne vous roulerez par terre de rire ni ne vous réveillerez le matin en sentant un bonheur radieux vous pénétrer. Ça c'est pour après car dans l'immédiat vous traversez des moments d'intense fragilité durant lesquels la tendresse des autres devient une nécessité. Vous vous sentez seule et tellement différente d'avant qu'il vous arrive d'avoir de grosses crises de cafard et peut-être même quelques larmes. Certains diraient que vous vous apitoyez sur votre sort ! Un peu mon neveu et vous en avez tout à fait le droit. Il est même essentiel que vous lâchiez prise de temps en temps pour mieux rebondir ensuite. Vous avez besoin qu'une grande main douce et chaude se pose sur votre peau pour l'apaiser de son mal-être constant et qu'elle caresse votre corps si honteux depuis que poils et cheveux sont tombés sur la moquette. Malheureusement, ce genre de mains c'est comme les clés, on ne les trouve jamais quand on en a besoin…

En guise de remède, offrez-vous à la place un grattoir à long manche de chez Nature et Découverte à 8.90 euros. Ce n'est ni chaud ni doux, mais ça gratte bien le dos, et ça donne quand même la chair de poule.

Vous ne supportez plus les cris ni la violence et, à force, votre refus d'agressivité en devient agressif. Malmenées de l'intérieur et entièrement tournées vers les coups de boutoir des traitements, vous vous camouflez sous une énorme couche de ouattine pour éviter ceux qui viendraient de l'extérieur. Au moindre cri, à la moindre tension, vous vous recroquevillez sur vous-même et ne vous sentez à l'abri qu'au fond de votre chez vous isolée des turbulences du monde.

En guise de remède, ne baignez que dans du doux comme si un nuage de plume d'oie flottait autour de vous. On aime ou on n'aime pas, mais la musique de chambre y aide énormément. Les albums photos de votre enfance aussi, ainsi que tous les si jolis livres écrits pas des femmes depuis Colette jusqu'a Nothomb. Les grandes séries télé font merveilles elles aussi. Faites-vous offrir les coffrets complets pour une immersion totale dans la vie de gens auxquels il arrive des choses bien pires qu'à vous. Glissez-vous au lit dès que vous en avez envie, même si ce n'est pas l'heure, mangez ce qui vous plaît s'il vous semble que votre corps le réclame et peuplez vos journées de petits plaisirs égotistes et bienfaisants. Vous avez le besoin secret de compassion, de vous faire plaindre et de sentir des regards compatissants se poser sur vous. Il est à peu près certain que dans votre vie d'avant, jamais vous n'auriez imaginé qu'un jour, un petit chouïa de pitié vous aiderait, toute honte bue, à sortir la tête hors de l'eau. À l'époque, vous auriez même préféré vous faire tuer plutôt que de voir des gens s'apitoyer sur votre sort lorsque, par exemple, Jean-René vous avait larguée à dix jours du mariage, que votre fils aîné était parti pour trois ans vivre sa vie au Radjahstan ou que votre vieille maman vous avait confondue avec sa sœur. Aujourd'hui, ce n'est pas pareil. La bonne gentillesse n'est pas assez consistante. Il vous faut de la grosse compassion bien épaisse aux vertus anesthésiantes lorsque la pire trouille de toute votre vie se fait trop pressante. Je vous rassure ; il n'y a là rien d'anormal et vous n'avez pas à rougir de vouloir recueillir cette commisération passagère. En revanche, il ne faut pas en abuser et devenir une pleurnicheuse patentée qui finirait par faire fuir même les mieux intentionnés.

En guise de remède, mettrez-vous ostensiblement en tête d'une queue de taxi de dix personnes, écoutez sans broncher les commentaires, ouvrez la portière du véhicule et dites d'une voix défaillante tout en bravant les regards haineux « excusez-moi, mais j'ai un cancer et je suis très fatiguée ». Oui, je sais que c'est moche comme comportement, mais vous ne devez vous refuser aucun petit plaisir, d'autant plus qu'en un éclat de seconde, et c'est là la magie de l'être humain, ces mêmes gens passeront de la fureur à l'absolue compassion. Rien ne dit qu'ils n'iront pas jusqu'à vous tenir la portière et s'assurer que vous êtes bien installée ! Vous verrez comme ça vous fera du bien.

17

Compagnons d'infortune ou de fortune, c'est selon...

Si la vie vous a doté d'un compagnon, mari ou jules, qu'il partage votre vie, vos siestes, vos vieilles chaussettes quand il fait froid dans le lit et votre visage avant/après le maquillage, vous pouvez supposer qu'en cas de coup dur, il saura aussi rester le roc inébranlable qui vous a séduite pour faire front à vos côtés. C'est sans compter sur la nature, comment dire... imprévisible des hommes capables du meilleur comme du pire pour préserver des valeurs qui ne sont pas forcément les vôtres.

M'appuyant sur de nombreux témoignages, j'ai identifié trois spécimens masculins très représentatifs de ce à quoi il va falloir vous attendre lorsque vous annoncerez à votre compagnon la pire nouvelle qui soit, celle de votre cancer. Je vous préviens, c'est brutal, mais j'ai commencé par le pire pour que les deux autres ressemblent à des coulées de miel dans vos veines glacées !

Allez, on y va et je précise aux esprits malveillants que j'adore les Hommes, mais que je suis lucide et observatrice aussi.

Spécimen n° 1

L'immonde (et je suis polie...)

C'était un type charmant, prévenant, plutôt souvent de bonne humeur, à qui il arrivait encore de vous faire des compliments et vous vous la couliez douce ensemble depuis pas mal d'années, entourée d'une jolie famille. À votre connaissance, ses séminaires étaient de vrais séminaires et vous ne vous posiez jamais de question scabreuse lorsqu'il rentrait tard et exténué de son bureau. Juste parce que vous aviez confiance.

Le mardi 27 à 19 h, vous vous asseyez tous les deux sur le canapé. À 19 h 10, vous lui annoncez que l'on vient de découvrir votre cancer. À 19 h 15, vous attendez qu'il vous prenne dans ses bras et vous jure, bouleversé, qu'il se battra avec vous mais à 19 h 16, rien ne s'est passé. Ni à 17, 18 et 19 ; 3 interminables minutes d'un silence qui vous laisse penser qu'anéanti, il ne peut plus prononcer une parole et vous vous en sentez coupable. Quand enfin il se tourne vers vous, son regard est glacial et ses lèvres méchamment pincées.

« Et qu'est-ce que tu comptes faire ?

Heu… je vais voir, me soigner forcément, tu sais je l'ai appris cet après-midi, j'ai des tas d'examens à faire, tout va se décider dans les jours à venir

Ça veut dire que tu vas perdre tes cheveux et vomir sans arrêt ?

Mais écoute je n'en sais rien, pour l'instant j'ai surtout peur !

Et qui va s'occuper des gosses, de la maison ? Et ton travail, tu vas le laisser tomber ? »

En cet instant vous avez envie de lui sauter à la gorge puis de hurler par la fenêtre mais vous n'en êtes qu'au début car ce triste sire vient de s'emmurer dans son égoïsme forcené et n'en ressortira plus. Il vous détestera d'être malade, diminuée, moins présentable, moins utile en quelque sorte. Il aura besoin de vivre, lui, et non de rentrer dans une maison où il trouve une loque affalée même pas capable de recevoir ses amis, de sortir et pire encore, de répondre à ses injonctions sexuelles.

Pas un mot de compassion, pas un geste de tendresse, il est devenu mauvais et détourne son regard lorsque le vôtre implore. Oui, je vous promets que ce genre d'homme existe. Mais ce n'est pas tout. Il va commencer à sortir seul, à siffloter dans la salle de bain, à exhaler un parfum inconnu que votre odorat ultra-sensible durant la chimio saura aussitôt reconnaître comme celui d'une autre femme et très vite, il rendra la situation tellement douloureuse et intolérable pour vous que votre chagrin ne se contiendra plus. Une scène, puis une autre et un beau jour, il vous annoncera qu'il est désolé mais qu'il a quelqu'un d'autre, parce que :

« Tu comprends, je n'en peux plus de ton cancer, de tes airs sinistres et de cette atmosphère étouffante qui règne ici. Alors je crois qu'il vaut mieux se séparer pendant ta maladie et on verra après ».

Inutile de vous dire que rien qu'à l'imaginer cette situation me révulse, mais je sais que beaucoup de femmes l'ont vécue et je ne parviens même pas à mesurer l'abîme de désespoir dans lequel elles sont tombées. Un tel comportement est malheureusement imprévisible et certains diront que les hommes en général ont du mal avec la maladie de leurs proches. Je veux bien mais c'est une explication un peu facile au regard de la souffrance de l'autre ! Peut-être pensez-vous que j'exagère, que j'en rajoute et qu'aucun homme normal ne se comporterait comme une ordure en un moment pareil ? Voici quelques témoignages édifiants recueillis sur Facebook parmi un groupe de femmes atteintes d'un cancer.

En couple depuis cinq ans mariée depuis quatre ans, mon mari ne pense qu'a lui se défile de tout ne sait rien faire et ne donne rien jamais un câlin jamais une tendresse, un mot gentil. Il a perdu sa mère d'un cancer en trois semaines il y a deux mois mais rien n'a changé. Il part toute la semaine et le weekend end et me laisse seule pour aller faire de l'airsoft. J'ai encore ma petite puce de quatre ans et mon fils de sept mois donc je suis fatiguée car j'ai aussi de l'endométriose et de la fibromyalgie, la maison est en travaux depuis quatre ans, c'est moi qui fait la plomberie, l'électricité et la maçonnerie pendant qu'il joue à la ps3.

Il m'a dit hier qu'il n'avait pas de chance d'avoir une femme qui a le cancer.

Moi, mon ex n'a jamais pris conscience de ce que j'avais et a même été jusqu'à me dire qu'un cancer du sein, c'est comme une verrue. Lol !

Moi, le mien il m'a laissé tomber au bout de presque 23 ans pour une autre, en me disant que j'étais malade. Mais du moment qu'on m'avait enlevé la tumeur, je ne l'étais plus, alors que j'arrête de faire la victime.

Quand mon mari a appris que j'avais un cancer métastatique, je lui ai demandé «ce que cela lui faisait d'apprendre cela... Il m'a répondu "Cela réveille en moi l'angoisse de ma propre mort..."

Moi aussi souvent, je me sens seule et triste... j'ai eu le même genre de mari... mais j'étais plus âgée et ma fille assez grande... je l'ai quitté quand j'en ai eu la force... je me suis tournée vers des gens qui me voulaient du bien. Non, tu n'es pas vraiment seule... on te comprend. Prends soin de toi, ne compte pas sur lui... il est lâche et incapable de te soutenir. Pense à toi et tes enfants et fais-toi aider ! Dur dur la vie ! Courage!

Moi, j'avais un homme comme ça, je l'ai viré de chez moi, je n'ai plus d'argent (je ne peux même plus payer mon loyer) je suis seule, très seule mais au moins je ne suis pas polluée par un con !

Au bout de quelques mois de combat contre cette maladie, j'ai appris que mon mari avait une maîtresse...je suis très en colère contre lui...ce n'est pas de ma faute si je n'ai plus de sein plus de cheveux et si je prends beaucoup de poids suite au traitement... Aujourd'hui je suis divorcée, mais j'ai trois enfants qui m'aiment et que je chéris plus que tout... J'ai fait de la chirurgie réparatrice mais hélas il y a toujours cette énorme cicatrice...Ce n'est pas évident de refaire sa vie quand votre propre mari ose vous dire que quand on vivait ensemble, le simple fait de penser qu'il fallait qu'on fasse l'amour lui donnait la nausée. Comment sortir ce souvenir de ma tête...

Et voilà, mes Belles, ce que certains « L'immonde (et je suis polie...) » font subir à des femmes en souffrance physique et psychique. Cela fait froid dans le dos et il ne vous reste plus qu'à espérer qu'un tel monstre ne se cache pas derrière la bonne tête de votre mec en train de se curer benoîtement les orteils devant la télé. Mais si jamais cela devait vous arriver, croix de bois, croix de fer, jurez moi que s'il revient lorsque vous serez guérie et resplendissante, vous le jetterez dehors à coup de tatanes dans les c...lles.

Spécimen n° 2

Le paumé compassionnel

Ça pour vous aimer, il vous aime, et c'est déjà un bon point ! En revanche, vous n'aviez pas prévu qu'en lui annonçant votre cancer, c'est lui qui s'effondrerait. Cet homme découvre la terreur de vous perdre, de voir sa vie lui exploser au visage et il prend conscience de son impuissance face à une maladie qui le dépasse, et contre laquelle il ne peut pas lutter à votre place. Autant vous dire qu'il ne va pas vous être facile tous les jours de supporter ses angoisses, ses questions permanentes sur votre état de santé, ses airs soupçonneux dès que vous tousso-

terez et l'envahissement de votre espace à tous les instants.

Vous allez plutôt bien ? Il pense que vous lui cachez quelque chose pour ne pas l'inquiéter.

Vous allez plutôt mal ? Affolement, gesticulations, il ne sait quoi faire et il fait tout mal.

Oui c'est exact, les femmes ne sont jamais contentes, et alors ? Le précédent était une ordure, soit, mais celui-ci dans son excessive sollicitude pèse lourd sur votre envie d'avoir un peu la paix et de vous reposer tranquillement sans être obligée de faire bonne figure, histoire de ne pas le paniquer.

Une fois qu'il l'a su, il a clamé votre cancer à la terre entière, pensant qu'accumuler des tonnes de compassion lui ferait mieux avaler son anxiété. Et puis il a décidé qu'à partir de maintenant vous ne feriez plus rien qui puisse vous fatiguer. La maison devient un bazar incommensurable qui vous attendrit les premiers jours, c'est-à-dire le première et le deuxième. Après vous reprenez discrètement les choses en main parce que vous avez besoin de ces tâches ménagères pour ne pas sombrer dans la prostration. Bien sûr, il tient à vous accompagner à tous vos rendez-vous médicaux, mais son comportement fébrile devant les médecins vous ajoute une couche supplémentaire de stress. Pensant vous aider à surmonter l'épreuve, il vous tient la main durant chaque séance de chimio et se croit obligé de vous faire la conversation, épiant le moindre signe de mal-être, prêt à alerter les infirmières.

Pour vous changer les idées, il invite du monde à la maison alors que vous ne voulez que silence et calme, il vous emmène au restaurant alors que la simple odeur de béchamel vous soulève le cœur, il vous traîne au spectacle alors que vous vous endormez devant le JT de 20 heures. Enfin bref, sa sollicitude excessive vous pèse tellement qu'un beau jour vous l'envoyez balader lui, son plateau-repas avec la rose posée sur l'assiette, ses airs compassés, sa fausse bonne humeur, ses regards inquiets et ses pas feutrés pour surtout ne pas vous empêcher de vous reposer. Il n'y comprend rien, le pauvre, et surtout pas que dans cette maladie tellement anxiogène, l'inquiétude des autres accroît la vôtre. Tout partait d'un bon sentiment, il croyait bien faire et il vous trouve atrocement injuste de le lui reprocher. On ne peut pas lui donner tort mais depuis quand, dites-moi, faut-il encaisser les coups de la maladie et en plus soutenir le moral de l'autre ?

Spécimen n° 3

Le « parfait »

Si, si, il existe et celui-là vaut de l'or parce que du début à la fin de votre maladie et de la cohorte d'angoisses, de malaises et de questionnements qui l'accompagnent, il est là, solide, attentif et efficace, toujours à vos côtés mais jamais invasif, respectant vos silences, vos larmes parfois et vos fatigues toujours. Bien sûr, il vous propose de l'aide pour tout ce qui peut vous peser : les courses, le ménage, la voiture, les rendez-vous médicaux, la chimio, la radiothérapie, mais ne vous impose jamais sa présence, respectueux de votre besoin de vous en sortir toute seule comme une grande si vous en exprimez le désir. Ce « parfait » accepte de se mettre entre parentèses aussi longtemps qu'il le faut pour ne pas vous importuner avec ses petits bobos et ses tracas professionnels, conscient de leur dérision par rapport à votre lutte. Sa gentillesse et ses attentions n'ont rien de forcées ; elle n'ont pour but que de vous voir sourire et de vous sentir aussi sereine que possible devant la vie quotidienne qui continue malgré tout.

Vous n'avez plus un poil sur le caillou ?

« Je t'assure que tu es toujours aussi jolie et quand on est tous les deux à la maison, il n'est vraiment pas nécessaire que tu te caches sous tes turbans et tes perruques. »

Vous ne supportez pas les odeurs de cuisine ?

«Rien de grave, je mangerai du jambon purée et je me rabattrai sur la choucroute et les frites le midi à la cantine.»

Vous voulez faire momentanément l'impasse sur les amis, les beaux-parents et le petit cinoche hebdomadaire ?

« On se rattrapera après ma chérie, ne t'inquiète pas. »

Vous prenez des kilos ou vous maigrissez à vue d'œil ?

« Tu sais quoi ? Lorsque tout cela sera terminé, nous irons ensemble te refaire une garde-robe. »

Etc. Jamais de reproches, ni de signe d'agacement mais au contraire, le mot juste et la phrase qui rassure, ceci n'excluant quand même pas si nécessaire un petit remontage de bretelles au cas où vous exagéreriez vraiment, ce qui n'est pas exclu, n'est-ce pas ?

Un tel homme est la plus douce et la plus efficace des thérapies et il faut être une belle ingrate pour ne pas guérir et lui prouver ainsi sa reconnaissance infinie. Alors si vous avez la chance d'en posséder un, dites-lui aussi merci de ma part de déployer ses grandes épaules pour vous protéger et vous aimer comme vous le méritez.

Je ne saurais clore ce chapitre sans évoquer mon mari à moi : 1m91 et 97 kilos de tendresse, de délicatesse et d'abnégation du premier au dernier jour de mon cancer, ce qui tient de l'exploit quand on connait son caractère et pire, le mien. Merci Jean, mon amour.

Si, la solitude ça existe !

On dit qu'il vaut mieux être seule que mal accompagnée, certes, mais faut voir quand et comment. Pour ne rien vous cacher, je me suis souvent demandée comment faisaient les femmes toutes seules, ou pire, seules avec des enfants, face à leur cancer. Sans personne avec qui partager ce moment de vie que l'on croit insurmontable et qu'il faut quand même surmonter tel un brave petit soldat, ne trouvant d'écho qu'auprès d'une gentille infirmière ou d'un médecin compatissant. Il doit en falloir du courage pour gérer le quotidien, faire la tambouille aux petits, les aider à faire leurs devoirs et leur raconter une histoire lorsque l'on n'a droit ni à l'épuisement ni à l'apitoiement sur soi-même ! Comment font-elles pour lutter contre la dépression ou la rage devant cette marche forcée sans une main bienveillante pour les soutenir, seules, toutes seules ?

Je voudrais dire à ces femmes que s'il est un moment où elles doivent aller vers les autres, c'est bien celui-ci, toute pudeur ou honte mises de côté.

Les associations sont là, les groupes de parole sur Internet aussi, et il faut qu'elles s'y rendent pour livrer leurs états d'âme ou poser des questions auxquelles les autres « petites Roses, guerrières ou sœurettes » sauront répondre avec compréhension et bienveillance. À défaut de compagnon, elles trouveront des compagnes de galère prêtes à s'entraider et à parcourir la route côte à côte. Moi je dis que c'est mieux que rien du tout et même que c'est formidable !

18

Maman, j'ai peur !

À ce moment du livre, je reconnais que nous n'abordons pas le passage le plus facile, si tant est que les précédents l'aient été, mais je ne serais pas honnête si je ne prenais pas ce sujet à bras le corps afin de l'évacuer avec vous une bonne fois pour toutes. Vous l'aurez deviné, il s'agit de la peur de mourir ! Ce n'est pas parce que l'on a un cancer que l'on décède à tous les coups, mais disons que ça fout les choquottes et que l'on sent le vent du boulet passer très près. Ce n'est pas non plus parce que quelqu'un a écrit : « la vie est une maladie mortelle que l'on contracte à la naissance » que cela empêche l'être humain de caresser secrètement l'espoir d'être l'unique immortel de l'univers… Rien n'est plus révoltant que l'idée de disparaître au profit de jeunes cons qui jouiront des mêmes choses que vous, mais sûrement moins bien… Malheureusement, avec l'arrivée inopinée de Monsieur Cancer, vous êtes bien obligée d'accepter l'idée concrète de votre

« mortalité ». Mais pas question, une fois de plus, d'aborder le sujet avec ceux qui vous entourent. Vous voici donc condamnée à enfouir en vous cette vilaine peur qui pèse des tonnes ou à consulter des voyantes qui moyennant cent euros minimum verront des gens en blouse blanche autour de vous mais comme « 1 - 2 - 3 - 4 le pique ne sort pas », vous sauverez votre peau…

À moi vous pouvez dire que vous avez horriblement peur de mourir, que vous êtes bien trop jeune encore, que votre destin n'est pas finalisé, que vous ne voulez pas souffrir ni faire pleurer ceux qui vous aiment, enfin quoi, que vous adorez votre vie et tous ceux qui vont avec ! Je vous conseille de ne pas vous laisser submerger par la panique des premiers jours de la maladie. Il est clair qu'apprendre qu'on a un cancer fait plus spontanément penser au Père Lachaise (célèbre cimetière parisien) qu'au Carnaval de Rio (qu'il ne faut pas exclure car vous avez énormément de probabilités d'y danser la carioca l'année prochaine !). En voici quelques preuves :

cancer du sein : taux de survie à 5 ans de 83,1%

mélanome : taux de survie à 5 ans de 85%

cancer du col de l'utérus : taux de survie à 5 ans de 66,1 %.

Futée comme vous l'êtes, vous vous doutez bien que j'ai pris les meilleurs exemples mais, au-delà des statistiques, le moment est peut-être propice à une réflexion raisonnée sur votre propre mort déjà programmée quelle qu'en soit la cause? Se révolter contre l'inéluctable est un gâchis inutile qui empêche de savourer l'instant présent. Bien sûr qu'un cancer peut être fatal mais pas à tous les coups et sans jamais vous prendre en traitre! À bien réfléchir, puisqu'il faut y passer de toute façon, est-il préférable de partir brutalement dans un accident de voiture ou d'un infarctus sans avoir eu le temps de dire adieu à ceux que vous chérissez, sans vous être empiffrée encore une fois de tarte aux quetsches et sans avoir enfoui vos narines dilatées dans les grappes embaumées de la glycine au-dessus du perron lors d'un dernier printemps? Ou de savoir que cela arrivera un de ces quatre, peut-être un peu plus tôt que prévu (je dis peut-être, n'allez pas vous affoler) et disposer ainsi de suffisamment de temps pour profiter à fond les crayons, jour après jour et seconde après seconde de la vie ? De toute façon, ni vous ni moi n'en sommes là. Pour l'instant, nous traitons notre premier cancer et nous reparlerons de tout ça la prochaine fois ! Allons, ne faites pas cette tête, vous voyez bien que je plaisante et ce genre de plaisanterie n'est possible qu'entre nous, car si nous ne devenons pas des as de l'autodérision, non seulement nous serons malades, mais en plus nous serons sinistres !

19

Fin de chimio, c'est trop beau !

On papote, on papote, le temps passe, et mine de rien, la semaine prochaine, vous en êtes à votre dernière chimio. Vous voudriez dire que vous allez faire une fête du tonnerre et boire le champagne au goulot, mais vous n'êtes pas au top de votre forme et la nouba attendra, d'autant plus qu'après vous embrayez sur la radiothérapie dont vous ignorez tout.

À défaut de fête, livrez-vous plutôt à un bilan de ces 18 semaines passées la tête dans le sac et quand je dis 18, en ce qui vous concerne, c'est peut-être moins ou plus. Je profite d'ailleurs de ce passage pour serrer contre mon cœur celles qui n'en ont pas encore terminé et qui trouvent le temps bien long. Rassurez-vous mes chéries, vous en verrez le bout vous aussi !

La fin de la chimio procure un immense soulagement et une incroyable sensation de résurrection, même si tout n'est pas gagné le jour même.

Des fonctions oubliées réapparaissent, comme par exemple aller acheter du pain sans rentrer cassée en deux et en apnée, sentir la langue redevenir gourmande en léchant quelques vitrines, boire un café au bistro avec une copine et même prévoir des rendez-vous sans s'occuper des semaines avec et des semaines sans chimio ! Ça commence à sentir le bonheur tout ça, Madame… La force souffle en vous chaque jour un peu plus, votre peau se décrispe, vos nerfs se dénouent, votre cerveau se désembrume, vos yeux redécouvrent les couleurs des plaisirs et le moment de passer à table redevient délicieux.

Mais c'est aussi le moment où vous allez vouloir trop en faire, ça je vous le parie ! Mollo les filles, pas d'imprudence, vous revenez de loin et votre corps a besoin de se reconstituer progressivement. Ne faites donc aucun excès et même si l'idée vous déplaît, reposez-vous encore plus qu'avant, car l'énergie que vous croyez avoir récupérée n'est encore que passagère. Attention aux coups de pompe brutaux et aux déprimes qui rôdent toujours autour de vous.

Plus tard, lorsque vous aurez « digéré » traitements et traumatismes et que votre nouvelle vie

« d'ex- » s'ouvrira devant vous, alors vous pourrez faire les pieds aux murs ou passer des nuits entières à rire aux éclats tout en buvant enfin le champagne au goulot !

20

Photomaton mon œil

Un vieux copain qui y était passé m'avait dit :

« Tu verras, comparée à la chimio, la radio c'est une simple formalité. Comme au Photomaton, tu te mets sous la machine, ça fait bzzz, tu ressors, tu te rhabilles en vitesse et tu laisses la place toute chaude à la suivante ! ».

Quoi de plus rassurant, je vous le demande ? Alors, comme vous sans doute, je suis arrivée à ma première séance, *finger in the nose, cool décontract'*, jeans, baskets, sans bijou ni armature métallique à mon soustif, comme pour une promenade de santé, accueillie par des infirmières charmantes mais pressées.

« Détendez-vous, Madame, ce n'est absolument pas douloureux. Cela ne durera que quelques minutes et vous ne sentirez rien. Surtout n'oubliez pas de bien vous enduire de Biafine avant de vous rhabiller et vous n'aurez aucun problème ».

Bouh, les menteuses !

Pour rester dans la transparence que je vous ai promise dès le début, je préfère vous dire tout de suite que la radiothérapie n'est pas le Photomaton annoncé, mais quand on sait l'importance de ce traitement, ce n'est pas cher payé ! A priori ni fatigantes ni douloureuses, si vous dépassez la quinzaine de séances, il faut quand même vous attendre à des « effets indésirables », comme on dit pudiquement.

- Une grosse fatigue qui vous prend après chaque irradiation et vous met hors d'état de nuir pendant environ quatre heures.

- Le ras-le-bol des trajets quotidiens tellement fastidieux si vous devez avaler plus de 20 km en taxi ou en ambulance. Certains médecins prétendent que les trajets sont les principaux responsables de cette fatigue. Je ne voudrais pas les contredire, mais j'ai du mal à croire que des rayons capables d'exploser nos cellules jusqu'au trognon puissent nous traverser le corps sans quelques dégâts collatéraux…

- La peau qui brûle, qui craque, qui suinte, qui implore qu'on arrête le massacre, car oui, malgré les pelletées de Biafine et les litres d'Eosine ou de Betadine, votre épiderme a ses limites. Même ointe depuis votre plus jeune âge avec des huiles et des crèmes censées la protéger de tout, vous devez savoir que les radiations vont dévaster votre peau de satin et la transformer peu à peu en parchemin. Recevoir sa dose quotidienne de neutrons n'est pas un acte anodin et si les rayons du soleil de Sainte-Maxime ou de Biscarosse sont plus dangereux, il n'y a pas à dire, ça ne fait pas pareil. La preuve : vous n'êtes même pas bronzée ! Mais en fin de compte, si l'on met en balance les bénéfices et les risques, ce traitement est à peu près supportable et il ne faut pas en dramatiser les effets secondaires. Le problème est plutôt qu'il transporte votre maladie et vos angoisses au sous-sol d'un hôpital, dans un bunker blindé où des gens en combinaison antiradiations vous appellent, vous allongent, déclenchent une énorme machine qui tourne au-dessus de vous comme un frelon géant puis vous désignent la sortie avant de passer au suivant, parce que du matin au soir et six jours sur sept, il y a la queue et que le personnel n'a ni le temps de respirer ni moins encore celui de faire des mondanités.

Comme dans notre pays on râle tout le temps, même si nous avons le meilleur système de santé du monde, même si notre cancer est pris en charge à 100 % et même si les cancérologues de nos hôpitaux sont des sommités, je vais, à mon tour, donner de la voix pour me plaindre. C'est vrai, quoi, au milieu du troupeau pâlichon des malades, vous commencez par attendre votre tour à la queue-leu-leu puis vous entrez dans une cabine, vous vous déshabillez, on vous appelle, on vous fait allonger, on vérifie votre nom, « *The voice* » derrière une vitre vous intime de ne plus bouger, on vous bombarde, vous avez envie de vous gratter le nez, on vous redresse, votre tête tourne, vous vous rhabillez et vous n'avez plus qu'à rentrer chez vous à pied, en voiture, en taxi ou en ambulance, pour revenir le lendemain et tout ça sans le moindre contact humain qui, surtout la première fois, apaiserait votre inquiétude et vous dirait juste que vous pourrez embrasser votre famille ce soir sans lui faire courir le risque d'une contamination nucléaire. Non, j'exagère : en fait, la radiothérapie n'est pas complètement déshumanisée car il y a des radiothérapeutes en chair et en os avec leurs consultations de suivi hebdomadaires chronométrées au kilomètre lancé, qui ne durent jamais plus de 4 minutes. À peine le temps de dire bonjour, de vous asseoir sur une fesse et de répondre à la seule et même question : « Alors, comment allez-vous depuis la dernière fois ? ». Vu le temps qui vous est imparti, mieux vaut répondre que : « ça va Docteur » même si vous en êtes à deux anxiolytiques + un antidépresseur et + un somnifère quotidiens, que ça vous brûle, que vous pleurez sans arrêt et que vous voulez arrêter le traitement. Ce gars-là est débordé, c'est sûr ! Il faut reconnaître, pour sa défense, que le défilé de malades est ininterrompu, mais quand même : une minuscule minute de plus, juste pour un regard, une tape chaleureuse sur l'épaule et un gentil au revoir, ça devrait être envisageable, non ?

21

Aaaargh, le sexe !

L'enquête que j'ai menée sur la sexualité féminine durant un cancer n'est pas affriolante. Je dirais même, pour paufiner, qu'elle est aussi pantelante que notre état de santé, et c'est bien dommage ,car une jouissance même toute petite, de temps à autre, nous consolerait momentanément de nos malheurs. Je ne parle pas d'un truc violent après deux heures de délires sexuels avec un camionneur sur une aire d'autoroute, non, j'évoque juste une petite onde exquise, au fond d'un lit douillet, provoquée par le talent d'un homme amoureux qui serait aussi doté d'une bonne dose de patience, car donner du plaisir à une femme atteinte d'un cancer n'est pas chose facile ! Soit elle est en pleine phase d'angoisse et elle ne pense qu'à « lui » matin, midi et soir, soit elle est en cours de traitements et s'est transformée en légume. Or, si les betteraves et les laitues avaient des orgasmes, ça se saurait et j'en connais plus d'une qui planterait sa tente Quechua dans un potager…

Le cancer rend généralement les corps réfractaires à toute forme de plaisir et mieux vaut, me semble-t-il, sauf si vous êtes une gourmande insatiable, faire une croix sur la chose en vous disant que vous vous rattraperez après. Oui mais quand après ? Et là, les filles je vous réponds : dès la fin de vos traitements, le miracle de la vie va vous faire le coup de la résurrection. Ça viendra tout naturellement, en même temps que le retour de votre envie de cuisiner ou de vous acheter des petits pulls. D'abord imperceptibles, vous sentirez palpiter timidement les prémices de votre désir, jusqu'au soir où ils se feront plus impérieux et que vous caresserez sans équivoque l'épaule gauche de votre compagnon de lit habitué depuis des mois à dormir tout seul dans son coin, sans rien demander. Il en sera tellement surpris, après une si longue abstinence, que sa quiquounette boudera peut-être un peu au début… et puis ne boudera plus du tout. Vous pourrez alors vous dire, vous convaincre même, que vous avez eu raison de votre sale bête et que le bonheur entre nouveau, pleins phares dans votre maison, votre chambre, votre lit, votre vie.

Et ça alors, ce n'est pas formidable ? D'autant plus que vous savourerez votre plaisir avec la gloutonnerie de celles qui se sont crues privées de dessert pour toujours !

22

Florilège des phrases à la con !

Tant qu'on ne les a pas entendues de nos propres oreilles, on n'a pas idée du nombre de phrases d'une bêtise abyssale que les gens lâchent sans méchanceté, certes, mais sans réfléchir non plus à leur impact sur les personnes auxquelles elles s'adressent et dont on peut dire qu'elles ont, ces temps-ci, un moral à bas régime ! J'en ai retenu quelques-unes, mais vous disposerez à la fin de ce chapitre d'une page blanche pour vous soulager en ajoutant les vôtres à ce florilège !

C'est parti :

- Si ça peut te consoler, tu as un très beau crâne bien rond.
- Excuse-moi de te demander ça, mais t'as toujours ton sein ?
- Ça m'arrangerait bien une petite chimio ces temps-ci, histoire de perdre deux ou trois kilos.

- Je ne devrais pas te le dire pour ne pas t'inquiéter, mais je te trouve l'air très fatiguée aujourd'hui.
- Explique-moi un truc : pourquoi tout le monde a si peur de la chimio, ça ne fait pas mal pourtant ?
- On m'a dit qu'avec les « rayons », si l'opérateur se trompait d'un millimètre, ça pouvait cramer d'autres organes. J'espère que tu en as un bon !
- Ma voisine, elle a mis plus d'un an à se remettre de sa fatigue. Et même encore maintenant, ce n'est pas la grande forme. Je me demande si elle n'en couve pas un nouveau.
- J'ai mis une bougie « solidaire anti-cancer » sur Facebook pour que mes amis pensent à ceux qui se battent ou qui sont décédés. C'est cool, non ? Tu verras, ça te portera bonheur à toi aussi…

23

Avis aux donneurs de faux espoirs

Tant que nous sommes encore dans la période du « pendant », je voudrais pousser un coup de gueule à l'attention des donneurs de faux espoirs. Si ça ne leur fait pas de bien, ça m'en fera à moi...

Avant, dans les bonnes familles, on décédait des suites d'une « longue maladie » jamais nommée, dont on trouve encore des traces résiduelles dans la rubrique nécrologique du Figaro. Etait-ce la peste bubonique, la syphilis, un morpion tueur ? Non, c'était le cancer tout simplement, une maladie ni sale ni honteuse qui n'avait vraiment rien à se reprocher, sauf justement, sa déplorable manie de nous assassiner. Serrer la main d'un cancéreux à une époque, c'était comme embrasser un lépreux : on gardait ses distances, on regardait par en dessous et on tournait les talons dare-dare pour rentrer se doucher des doigts de pied jusqu'à la racine des cheveux, parce qu'avoir la mort en face, ça portait malheur et que c'était répugnant. Aujourd'hui, cette maladie s'est malheureusement inscrite parmi les plus courantes et n'est presque plus victime de tabous. C'est tout juste si l'on ne vous propose pas des visuels de métastases en 3D pour les fonds d'écran de vos ordinateurs. Et puis, j'y arrive, il ne se passe pas un mois, une semaine, un jour sans que la recherche fasse deux pas en avant, généralement suivis d'un pas en arrière. Alors aussitôt, les média lancent le titre qui, à force, parvient encore à faire sourire même les malades en soins palliatifs tant il est récurrent : « Un nouvel espoir dans le traitement du cancer ». Chic alors.

Pour ceux qui n'ont rien, ça fait un nouveau truc à lire et ça rassure pour l'avenir.

Pour ceux qui ont quelque chose, c'est une autre histoire. Vous, moi et les autres, sommes atteints d'une maladie, dont je l'espère nous sortirons guéries, mais fragilisées à vie. Qu'on nous en parle dans les journaux lorsqu'il se produit une découverte fondamentale comme un vaccin ou une nouvelle application de la thérapigénie, là je suis d'accord. Mais que l'on nous interpelle à longueur de temps parce que trois pauvres rats atteints d'un cancer de la rate sont en rémission depuis deux ans au fond d'une cage dans un labo de Bucarest, là je dis : ça suffit de promener les malades avec les avancées médicales tant qu'elles n'aboutissent pas à de vrais résultats. Les faux espoirs sont toxiques et cruels lorsqu'ils sont administrés à des personnes accrochées désespérément au plus minuscule espoir de guérison.

Après

La faim de tout

24

Cheveux et poils : le retour

Résignée, vous aviez fini par vous habituer à votre chauvitude. Enfin, quand je dis habituer, c'est un grand mot ; la réalité est plutôt que si vous croisiez malencontreusement votre tête dans un miroir, vous saviez qu'il s'agissait bien de la vôtre et non pas celle d'un avatar. Et puis un matin, en vous lavant le crâne encore moite des sueurs nocturnes, il vous semble qu'il n'est plus aussi rigoureusement lisse qu'une peau de fesses et qu'au toucher, ça fait un peu comme une joue d'homme au réveil, en plus soyeux quand même. Oui, pas d'erreur possible, vos cheveux commencent à repousser, vos cheveux adorés chéris sont de retour. Vous n'en revenez pas, c'est trop beau, vous en pleurez de joie. Ça veut dire que vos cils vont repousser, vos poils aussi, que vous allez reprendre figure humaine, retourner chez le coiffeur, acheter à nouveau du mascara et jeter à la poubelle ces compagnons de misère en laine, en fourrure, en soie, en faux-cheveux, tous ces cache-crânes en peaux de chimères qui vous ont quand même permis de survivre à ce désastre des apparences. Ne vous emballez pas trop vite : Paris ne s'est pas fait en un jour et le retour de votre toison d'or non plus ! Les cheveux repoussent d'un centimètre par mois, pas un de plus. Les poils, je ne sais pas, je n'ai pas compté. De toute façon, c'est long. Alors, vous avez beau brûler de l'envie de sortir enfin nu-tête, il va falloir patienter. Moi qui vous parle, j'ai craqué à 1,5 centimètres de longueur et croyez-moi c'est très court. On peut même parler d'une sorte de pelade frisottée qui ne trompe personne, mais il arrive un moment où l'on se sent assez forte pour aller dehors affronter enfin le regard des autres. Et, croyez-moi, du regard des autres, il y en aura… C'est quand même fou qu'avec le nombre de cancers déclarés chaque année, les gens soient toujours intrigués lorsqu'ils croisent quelqu'un dont la chevelure est en cours de repousse. Encore combien de siècles à subir ça, Mr Steeve Job ? Oh, vous me dites qu'il est décédé ? Zut. Il n'y avait que lui pour inventer l'application IPhone qui ferait repousser les cheveux d'un simple clic sur son Apple ?

Si votre joie est tellement grande en ce jour de la Saint-Poil, c'est d'abord parce que votre apparence va enfin se normaliser, mais c'est aussi parce que ce duvet et ces poils follets donnent le signal de la santé qui revient, de la chimio qui est finie, du corps qui se nettoie, des cellules qui se remettent à battre le bon tempo, et ça, les filles, c'est un raz de marée de bonheur ! Même les bien-portants seraient en droit de vous envier ce moment parce qu'ils ignorent, et c'est tant mieux, cette joie toute simple qui consiste à s'attendrir sur trois poils, à les caresser affectueusement et à faire durer le plaisir de les voir grandir en remettant à plus tard rasages et épilations. Franchement, qui aurait pu supposer qu'un jour vous vous pencheriez, attendrie, sur vos poils de jambes enfin de retour ?

25

Hihihi, c'est fini !

Ca y est : le très grand jour est arrivé… non seulement la chimiothérapie est terminée, mais aussi la radiothérapie et toutes les méchancetés que vous avez dû subir pour aboutir à aujourd'hui. C'est presque trop beau pour être vrai et vous craignez de laisser éclater votre joie tant elle vous paraît fragile. Dans votre tête tourne en boucle la jolie musique d'une voix devenue familière au fil de ces derniers mois, qui chante à vos oreilles :

« Allez, chère Madame, je vous laisse tranquille. Tout va bien, ne vous faites plus de souci. Partez-vous reposer, vous en avez besoin et je vous reverrai dans trois mois pour les petits contrôles de routine. Cela dit, si vous avez le moindre problème, la moindre inquiétude, n'hésitez pas à m'appeler !

Vous reposer ? Ça oui, il peut compter sur vous et cela ne sera pas du luxe. Mais il se trouve aussi que la maladie vous a fait découvrir le juste prix et la vulnérabilité de votre vie ; je ne dois donc pas me tromper si je sens bouillonner en vous l'envie d'en profiter désormais à fond les crayons et même d'y mettre le feu ! Voyager, acheter ce qui vous plaît, changer de voiture, d'appart, de mec peut-être, retrouver une seconde jeunesse, chanter sous la pluie sans parapluie, oser le vernis à ongles bleu, enfin tout quoi !

Pourtant, contrairement à ce que l'on espère, « l'après » n'est pas que délices et volupté. Je vous laisse donc savourer ce moment de bonheur et vous retrouve page suivante :

La mauvaise nouvelle est que l'on ne guérit jamais complètement d'un cancer. Dans son corps, oui souvent, dans sa tête, non jamais. La bestiole reste là, grinçante, toujours prête à se rappeler à notre mauvais souvenir. C'est une présence indésirable qu'il faut traiter avec autant de mépris que possible, mais qui s'incruste ! Une douleur au foie, une migraine, une brûlure d'estomac et nous voilà reparties pour notre minute de canceromania. Essayez, je vous en supplie, de résister à cette obsession de la rechute, parce qu'il serait vraiment dommage de vous pourrir une existence que vous

vous êtes donnée tant de mal à reconstruire. Faites-vous surveiller évidemment, c'est essentiel, mais n'angoissez pas à chaque contrôle comme si l'on allait vous annoncer le pire. J'ai l'intime conviction que chacune « sent » les choses et que le jour où elles arrivent, si jamais elles doivent arriver, les contrôles n'en sont que les révélateurs. Donc, mes poulettes, si vous ne « sentez » rien, c'est qu'il n'y a rien. Point.

Pour le moral, la frite, la pêche, la patate, vous êtes encore fragilisées et je vous rappelle que vous êtes complètement épuisées. Il vous faudra des mois – on dit en général une année complète – pour retrouver non seulement votre énergie mais aussi vos émotions, vos sentiments et vos envies d'entreprendre. Le cancer n'est pas qu'une maladie cellulaire ; il attaque également la personne que vous êtes en lui faisant bien comprendre qu'il a sur elle pouvoir de vie ou de mort. Ce salopard a rongé votre enthousiasme, votre séduction, votre pouvoir, enfin bref, il a tout bouffé. Mais vous avez réussi à le réduire en charpie et aujourd'hui il faut vous reconstruire en aussi ressemblante qu'avant, voire en mieux !

Puisque « l'après » ne correspond pas exactement à ce dont vous rêviez pendant la maladie je vous conseille vivement de remettre vos grands projets de vie à plus tard, car non seulement vous n'aurez pas la force de les réaliser, mais vous pourriez aussi les regretter ! Je pense notamment aux dépenses inconsidérées qui peuvent vous jeter en un temps record sur la paille répandue à votre intention dans le bureau de votre banquier ou au largage intempestif de mec dont vous ne vouliez plus voir la tête en vous réveillant et que vous pourriez regretter les soirs de cafard, seule devant la télé avec votre verre de Bordeaux et vos lasagnes Picard mal décongelées.

De ce que je connais déjà de « l'après » – puisque oui, ça y est, j'y suis – je peux vous dire qu'il est en dents de scie. Une scie pour très gros travaux avec des dents qui montent haut puis redescendent très bas ! En clair, cela signifie que vous passez de phases euphoriques en phases de sinistrose durant lesquelles vous vous distanciez du monde et refusez tout projet, hantée par la conviction que « ça » reviendra un jour ou l'autre.

Vous n'allez pas me croire si je vous dis que votre maladie vous manque et, pourtant, c'est la vérité! En s'en allant, elle a laissé un grand vide en vous. Pendant des mois, vous avez été le centre du monde, soignées, entourées, protégées, dorlotées et maintenant, vous vous retrouvez seule et lâchéedans la nature, sans le moindre petit rendez-vous médical jusqu'au prochain contrôle. Plus personne non plus à qui confier vos effrois secrets, car vous sentez que vous risquez d'enquiquiner les gens, malgré toute l'affection qu'ils vous portent, si vous revenez sans cesse sur votre histoire. Comme les GI's à leur retour du Vietnam, vous ne trouvez plus tout à fait votre place dans la société des bien-portants et ce n'est facile à gérer : ni pour vous ni pour les autres!

Secouez-vous un peu, mes Gazelles! Vous attendiez ce moment depuis des mois, vous êtes debout, on vous dit que ça va, vous recommencez à faire des projets et à sentir le renouveau du plaisir alors, crotte de bique, concentrez-vous sur ce positif, ne voyez que lui et comme disait un grand sage hindou (les grands sages sont souvent hindous) :

« Vivez ce jour comme s'il était le dernier car un jour ce sera la vérité ! ».

Si vous avez malgré tout quelques difficultés à suivre ce conseil, je vous ai mitonné à la sueur de mon front et de mes aisselles une expérience qui va sûrement vous surprendre, mais grâce à laquelle vous sentirez bientôt le sirop de pêche couler dans vos veines.

26

L'éloge du rameur

Si vous avez toujours détesté le sport, que vous êtes une grosse feignasse ou que vous vous sentez encore trop fatiguée, ce n'est pas grave, lisez quand même ce qui suit. Lorsque j'étais au fond de mon propre trou, au début de mon « après » à géométrie variable, j'ai pris un jour la sage décision de cesser d'empoisonner tout le monde et de défouler mon humeur de Doberman autrement. J'avais à la maison un vieux rameur (*home-trainer in english*) sur lequel je n'étais pas montée depuis au moins deux ans. Sentant un frisson d'énergie titiller ce qui me restait de musculature, je me suis dit que je pouvais tenter le coup, comme ça, juste pour voir où j'en étais après tous ces mois de prostration. Au sixième coup de rame force 1, je n'avais évidemment plus de souffle, mais quelque chose s'était passé, comme si ces mouvements avaient suffi à relancer la machine, étirant ici et déverrouillant là. Je décidais de recommencer le lendemain pour éprouver à nouveau l'agréable sensation de réveiller ma carcasse vermoulue et de lui restituer sa splendeur d'antan, enfin presque…

Le rameur est un engin initialement conçu pour sculpter des muscles aussi saillants que ceux de Madonna tout en suant sang et eau. Ça, c'est la version « je m'entretiens quitte à en crever pour rentrer dans un 36 à 55 ans ! ». Mais le rameur est aussi un compagnon de rêverie qui, pratiqué lentement sans jamais forcer, redessine votre corps, redynamise votre peau (bien mieux et moins cher que l'acide hyaluronique..) et vous aide à respirer jusqu'au fin fond de votre ventre, pour qu'un air nouveau vienne l'emplir de son souffle régénérant.

Au début, vous trouvez ça ennuyeux. Puis au fil du temps, vous ramez de plus en plus longtemps jusqu'au jour où vous vous apercevez que vous avez déjà dépassé le Cap Breton et que vous filez vers l'Amérique… Depuis des mois que vous vous traîniez du lit au fauteuil, vos pauvres muscles s'étaient atrophiés, vos articulations rouillées grinçaient dès la première marche d'un escalier et votre peau en avait profité pour s'affaler. Le rameur fait un boulot magnifique sur tout ça. Même si vous n'en pratiquez que dix minutes quotidiennes, vous êtes rapidement stupéfiée par les résultats sur votre pauvre petit corps qui oublie peu à peu sa chiffonnade maladive pour laisser apparaître de-ci de-là un quadriceps ou un transversal qu'il croyait définitivement perdu !

Le rameur est aussi l'engin idéal pour laisser vos pensées vagabonder et les mener jusqu'à ce no man's land cérébral tellement à la mode qu'est la méditation. Si vous fermez les yeux et que vous adoptez un rythme lent et régulier, je vous garantis que vous atteignez les hauts plateaux tibétains en moins de dix minutes, sans les désagréments de l'altitude, du bol de riz sans rien avec, des clochettes et de l'encens qui pue. Mise en garde, malgré tout : allez-y *pianissimo* et demandez à votre équipe médicale si vous pouvez ramer sans problème. Manquerait plus que vous vous fassiez du mal à cause de moi ! Piscine, marche à pied, vélo peuvent aussi faire l'affaire, mais je persiste à vanter les mérites du rameur, à la maison, dans son vieux jogging tout pourri, avec sa musique et sa douche à soi.

27

Les *happy hours* de l'après

Comme au bistro, ne pas confondre « le dernier pour la route » qui donne la gueule de bois jusqu'au lendemain et le *happy hours*, délicieux moments de légèreté avec les potes après le boulot ! Vous y avez droit vous aussi, maintenant que vous revenez du ground zero et entrez en convalescence pour cinq ans. Les traitements sont digérés, les « après » régulés et le premier scanner de contrôle effectué à la satisfaction générale. Désormais, c'est vous qui faites la loi, non pas que vous ayez des comptes à régler, mais juste, comme je vous l'annonçais tout à l'heure, parce que vous n'avez plus l'intention de laisser quiconque ou quoi que ce soit vous empêcher de faire ce dont vous avez envie. Je suis tentée d'appeler ça aussi les *happy hours* parce qu'elles ouvrent les portes de tunnels secrets et libèrent des aspects de votre personnalité que vous-mêmes parfois ignoriez. L'attitude du « poussez-vous, laissez-moi passer, hep toi là-bas dégage, tu me bouches la vue… » a de grandes chances de devenir votre nouveau mode de fonctionnement ,puisqu'il n'est plus question pour vous de rester sur le bord de la route et de rater une miette du spectacle, quel qu'il soit. Vous allez découvrir à votre grand étonnement et à celui de vos proches que s'il est vrai qu'un cancer est une terrible blessure, il est aussi un incroyable révélateur qui peut même changer votre vie en mieux. Mais il faut le vouloir, car positiver un ex-cancer relève d'un exercice de haute voltige dont tout le monde n'est pas capable, certains sombrant dans la geignardise, l'immobilisme et la déprime. PAS VOUS !

Finis la triche, les ronds de jambe, les bouches en cul-de-poule et les politiquement correct ; vous recherchez maintenant de l'authenticité, de belles valeurs, du plaisir et de bonnes gens autour de vous. C'est la raison pour laquelle je vous ai concocté, en supplément gratuit, une sorte de *happy hours* mode d'emploi qui devrait convenir à votre nouvel état d'esprit si, comme moi, vous n'en revenez pas d'être sortie d'affaire et que vous vous apprêtez à savourer jour après jour cette fameuse « légèreté de l'être » prosaïquement appelée le « j'men foutisme ».

Le *happy hours* du même plus peur !

La mort, c'est comme tout ; il faut l'essayer d'abord pour juger ensuite. Et ça, c'est fait. Son souffle vous a frôlée ,mais vous étiez disloquée et tellement épuisée qu'elle ne vous a même pas fait peur. Vous avez juste vu comment ça pouvait se passer et vous conservez plutôt le souvenir d'un glissement inexorable, certes, mais indolore, ce qui rend quand même les choses déjà plus acceptables !

Le *happy hours* du « vous ne voulez plus jamais vous faire enquiquiner et je suis polie ».

Si vous étiez une mère irréprochable, une collaboratrice zélée, une épouse dévouée et/ou une amante passionnée, ça va bugger grave !

Les enfants iront au lit à l'heure, et même avant si possible, chambres rangées, dents lavées, chaussettes au sale, sans ordi, ni télé, ni Harribo.

Le mari qui se gratte les coucougnettes tous les soirs devant la télé depuis 25 ans va devoir arrêter ça tout de suite, d'autant plus qu'il vous a juré que c'était juste nerveux.

L'amant dont vous étiez folle, qui ne vous a pas appelée une seule fois durant votre maladie et qui rapplique aujourd'hui la chose entre les jambes, si je puis dire, en vous jurant qu'il n'a jamais cessé de vous aimer, va pouvoir aller se satisfaire ailleurs.

Le boss avec lequel vous travailliez auparavant sans compter vos heures, les Nespresso « bien serrés s'il vous plaît Cricri » que vous serviez comme si vous étiez sa soubrette et les coups de mauvaise foi pour ne pas vous augmenter, va découvrir l'heure de la vengeance telle que vous la concevez ! En qualité d'ex-cancéreuse, de retour à votre poste de travail comme on dit dans les bureaux des DRH, vous allez exiger des égards, des horaires réguliers et l'absence obligatoire de conflits pouvant entraîner stress, tension, fatigue nerveuse… tout ceci pour éviter que vous balanciez un nouvel arrêt de travail de six mois voire plus…

Le *happy hours* en mode jubilatoire.

Vous êtes si contente d'être là, avec un petit corps qui ronronne à nouveau, que rien n'altère plus votre bonne humeur. Tout vous enchante et vous fait sourire, quitte parfois à vous donner un air un peu cul-cul la praline. Aucune importance : jubilez ! C'est vous qui avez raison et non tous ces gens gris qui sillonnent les rues de la planète sans apprécier à leur inestimable valeur les plaisirs de la bonne santé.

Le *happy hours* du « vous savez enfin qui vous êtes ».

Si jamais, votre vie durant, vous vous êtes racontée des histoires en vous prenant pour une grande artiste refoulée, une banquière frustrée ou une caissière mal aimée, le problème est maintenant réglé. Les tricheries et les frustrations sont rangées dans le tiroir aux oublis. Après un cancer, les pieds reposent bien à plat sur le sol, on va à l'essentiel de ce que l'on attend de l'existence. On ne joue plus à être, on est, un point c'est tout et même si ça coince aux entournures, c'est le costume qui vous va.

Le *happy hours* de la bienveillance.

C'est un sentiment assez personnel mais dans la mesure où nous fonctionnons toutes à peu près de la même façon, je suppose que vous aussi ressentez un agréable sentiment de bienveillance envers les autres. Durant votre maladie, très nombreux sont ceux et celles (tout du moins je l'espère) qui vous ont aimée, câlinée et soutenue. Dans votre esprit, ces gens merveilleux ont constitué une sorte de panel représentatif du genre humain et vous vous retrouvez aujourd'hui à penser qu'à l'instar de vos proches, tout le monde il est beau tout le monde il est gentil. Ce n'est peut-être pas faux, ce n'est peut-être pas exact non plus. Ce qui importe c'est que vous êtes si heureuse d'être revenue parmi eux que vous leur offrez, comme une lumière, un sourire radieux. Qu'ils en profitent car cela ne durera peut-être pas éternellement mais dans l'instant, cette empathie et cette tolérance envers autrui vous font autant de bien qu'à ceux à qui vous les destinez.

Mais si dans quelques mois, vous traitez de « connard » le gars à vélo qui vous aura bousculé sur le trottoir, on ne pourra que se réjouir de votre retour à la « normale »…

Le *happy hours* du « vous savourez chaque bon moment de votre vie et comme la chimio a un peu altéré votre mémoire, vous oubliez les autres ».

Tenez, par exemple, si je vous disais qu'aujourd'hui, en écrivant ce dernier chapitre, j'ai oublié les terreurs de mon entrée au bloc opératoire et de ma première chimio, que diriez-vous ? Vous diriez que vous non plus, ne vous souvenez plus très bien de tout ça et qu'il ne faut surtout pas s'accrocher à ces mauvais souvenirs. Donc, pour que les *happy hours* justifient leur joli nom, il ne vous reste qu'à les cacher au fond de votre cerveau et vous régaler du présent. Déguster, faire l'amour, rigoler, voyager, danser, chanter, prier, étudier, vous ruiner, j'en passe et des meilleures.

Le *happy hours* des plaisirs illimités !

Celui-ci, c'est mon préféré ! Qui, en effet, n'a jamais rêvé d'une occasion inespérée autorisant soudain tous les caprices, sous le regard approbateur de celles et ceux qui avant tout cela, les auraient formellement condamnés ? Le cancer est, à ma connaissance, la seule maladie après laquelle on se dit, en le pensant vraiment, que la vie est courte et qu'il faut en profiter tant qu'on est là. Mauvais alibi pour bonne conscience qui vous fait chauffer la carte bleue sans l'ombre d'un remord, réserver à l'impulsion un billet pour Bali, engloutir des mac burgers double *cheese* (oui j'adore ça) ou vous offrir un Puligny Montrachet (j'adore ça aussi) pour votre anniversaire, refaire la maison à neuf et gâter, gâter ceux qui vous sont chers, etc. car cette liste de plaisirs n'est pas exhaustive !

Le *happy hours* du « donner plus pour aimer plus ».

Les relations avec ceux que vous aimez profondément ne sont plus tout à fait les mêmes car il vous arrive souvent de penser bêtement, dans la crainte d'une rechute, que c'est peut-être votre dernier Noël en famille où vos dernières vacances avec les amis ! Du coup, vous surchargez en intensité ces moments de bonheur et devenez beaucoup plus émotive et sentimentale. Je dirais que vous avez la larmichette facile. Votre façon d'aimer a subi un profond changement. Emballements et passions ne sont plus d'actualité. Vous puisez dans la tendresse et les certitudes la dose nécessaire et suffisante pour vous mettre à l'abri des souffrances de cœur. Que ceux que vous aimiez avant se rassurent ; ce n'est pas de l'indifférence, mais juste une protection contre des bobos inutiles.

Le *happy hours* de la fin des tergiversations.

Avant, vous faisiez peut-être partie de la race très répandue des femmes qui, selon les hommes « ne savent jamais ce qu'elles veulent », ce qui vous permettait, dans une gracieuse volte-face, de changer d'avis comme de chemise. Ce temps est révolu. Le cancer vous a enseigné la clairvoyance et la détermination. Il a durci votre caractère, ça, vous ne pouvez pas le nier. Votre résistance et votre obstination à vous tenir droite et à guérir en sont le témoignage. Maintenant, vous êtes en titane. Les tergiversations ne sont plus votre fait : noir c'est noir, blanc c'est blanc. Dire que ce nouveau comportement est facile à vivre pour l'entourage est un euphémisme et quand vous tapez du pied, les voisins du dessous se plaignent !

Et maintenant, les mots de la fin, car j'ai faim et qu'il est l'heure de passer à table !

Merci à vous, mes fragiles petites poulettes, de m'avoir accompagnée tout au long de ce livre. Si sa lecture a pu vous aider à tenir le coup autant que son écriture m'a aidée en m'obligeant à penser à vous autant qu'à moi, alors, rendez-vous dans cinq ans pour fêter ça ! Bonne route et belle vie. Je vous aime tendrement.

Post scriptum

Choses à ne pas faire ni pendant, ni après :

- Vous croire invulnérable.
- Vous croire inguérissable.
- Faire votre testament.
- Laisser tomber un traitement.
- Vous complaire dans l'univers de la maladie.
- Et ne plus lire votre horoscope pour ne pas savoir ce qui va vous arriver demain...

Table des matières

Achevé d'imprimer en mars 2015 par

isi : print

15 rue Francis de Pressensé - 93210 LA PLAINE SAINT DENIS

N° Imprimeur : 111501 - Dépôt légal : février 2015

Imprimé en France